REMARQUES

SUR

LA LOI DU 20 MAI 1838,

PAR M. U. LEBLANC,

Médecin vétérinaire.

Extrait du Bulletin de la Société impériale et centrale de médecine vétérinaire. — Séance du 8 octobre 1857.

PARIS.

TYPOGRAPHIE D'EUGÈNE PENAUD,

RUE DU FAUBOURG-MONTMARTRE, 10.

1857

REMARQUES

SUR

LA LOI DU 20 MAI 1838;

Par M. U. LEBLANC,
Médecin vétérinaire.

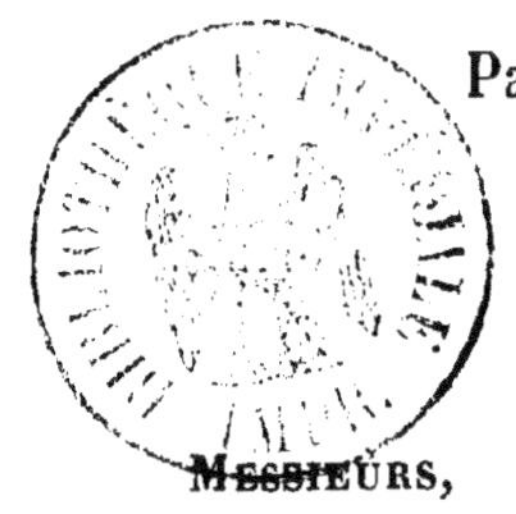

MESSIEURS,

J'ai eu un très-grand nombre de fois l'occasion de faire des observations critiques sur la loi promulguée le 20 mai 1838. Mes remarques sont consignées dans divers ouvrages périodiques, notamment dans le *Journal des progrès des sciences zooiatriques*, année 1838, dans le journal *la Clinique vétérinaire*, et, tout récemment encore, dans le *Recueil*, année 1853, p. 503. Je ne crois pas avoir oublié une seule des mille objections qui se présentent à l'esprit lorsqu'on étudie cette loi avec attention et lorsqu'on assiste souvent à son application. Dans mon opinion, aucune réponse admissible n'a été faite à ces objections. J'attendais donc tous les jours cette réponse, que je provoquais à chaque instant, quand notre savant collègue M. Renault est venu dire devant vous, Messieurs : « Que M. Leblanc formule donc une bonne fois ses griefs dans le sein de la Société ; une discussion s'engagera, et j'espère bien lui démontrer que ses attaques incessantes ne sont pas fondées ! »

Cette provocation, après tout ce que j'avais écrit antérieurement, m'a assez étonné ; mais, comme j'aime beaucoup à être éclairé, je n'ai pas hésité à me rendre à l'invitation de M. Renault.

Je vais donc résumer le plus brièvement possible ce que j'ai déjà dit bien souvent des graves inconvénients d'une loi que plusieurs personnes ont toujours déclarée comme excellente, parce qu'elle était très-claire, par conséquent très-explicite ; parce qu'elle était très-facile à appliquer, par conséquent non susceptible de donner lieu à des procès prolongés et onéreux.

Si j'avais été seul à me plaindre des embarras journaliers que suscite cette loi ; si, seul, j'avais remarqué que cette loi n'était guère souvent équitable, j'aurais encore dit, à la vérité, ce que j'en pensais, mais je n'aurais pas combattu avec autant de persévérance. Je me serais avoué vaincu. Il n'en a pas été ainsi, à beaucoup près ; de tous côtés j'ai entendu faire des réflexions analogues aux miennes. J'avais en mémoire les opinions émises par la Société centrale d'agriculture et par les Ecoles vétérinaires en réponse aux questions adressées par le ministre de l'agriculture et du commerce à l'occasion de la rédaction d'un projet de loi avant 1838. Puis j'ai constaté que, parmi les plus grands partisans de la loi à une certaine époque, il y avait eu des dissidences, des désertions même, sur quelques points de l'économie générale de la loi. Je me suis dit alors : « Je suis sûr d'avoir un peu raison ; peut-être l'édifice n'était-il pas aussi solide qu'on le pensait ; peut-être viendra-t-on m'aider à le démolir quand j'aurai réussi à prouver qu'il a été mal construit. Cela explique comment j'ai été encouragé à poursuivre mes tentatives de réforme. Je remercie M. Renault, en particulier, d'être venu un assez grand nombre de fois me prêter son assistance, à laquelle j'attache tant d'importance. On trouvera dans le journal *la Clinique* les faits dont je veux parler. Plusieurs fois j'ai mis en tête de mes articles ces mots : « La loi du 20 mai doit être réformée, M. Renault vient de le prouver. »

Mon idée dominante est celle-ci : La loi du 20 mai 1838 concernant les vices rédhibitoires dans les ventes et échanges des animaux domestiques est mauvaise ; il faut la réformer pour lui en substituer une bonne.

Je vais d'abord chercher à prouver qu'elle est mauvaise ; puis j'indiquerai les dispositions légales qui devraient la remplacer.

Je pourrais presque me borner à répéter textuellement les remarques que j'avais faites sur le projet ministériel rédigé en 1837, remarques qui ont été imprimées dans le *Journal des haras et des progrès des sciences zooïatriques,* année 1838, p. 236. Mais comme ce projet a été modifié par les Chambres législatives, j'aime mieux appliquer mes réflexions à la loi promulguée.

Il y a deux choses à examiner dans cette loi : d'abord ce que l'on a appelé le principe de la loi, ce que M. Renault et d'autres tiennent tant à conserver, à savoir : la dénomination des cas rédhibitoires, leur nomenclature, et la limitation de ces cas à un certain nombre de maladies ou de vices des animaux domestiques ; puis l'application de la loi, ce qui comportera l'étude en particulier de chacun des articles.

Tout le monde a présent à l'esprit tous les arguments qui ont été fournis en faveur de la solution affirmative des deux questions relatives à la dénomination des cas rédhibitoires et à leur limitation ; ils ont été répétés assez de fois pendant la discussion dans les deux Chambres et par diverses personnes qui ont commenté le projet de loi dans les journaux.

On trouve déjà ces arguments dans l'exposé des motifs, lors de la présentation de la loi à la Chambre des pairs par M. le ministre du commerce. « Il « a pour objet (le projet de loi), dit M. le ministre, d'établir une législation

« uniforme, d'énumérer les vices cachés à l'égard desquels l'acheteur doit
« être garanti par le vendeur, et de fixer les délais dans lesquels ce dernier
« peut exercer son action, en proportionnant, toutefois, leur durée à la
« nature des vices.

« L'uniformité de la législation se trouve surtout consacrée par les art. 1
« et 2 du projet.

« En admettant les principes de la garantie reconnus par l'art. 1641 du
« Code civil, ils disposent que l'action qui en résulte ne sera plus intentée
« que pour les mêmes vices et dans les mêmes délais, sans distinction des
« lieux où les ventes et échanges auront eu lieu.

« L'art. 1er contient la nomenclature des vices réputés rédhibitoires, et
« détermine quels sont les animaux dont la vente ou l'échange peuvent en-
« traîner la garantie.

« Mais cette nomenclature devait-elle être limitative, ou ne devait-elle
« comprendre que les vices qui donnent le plus ordinairement ouverture à
« l'action rédhibitoire, de sorte que les défauts qu'elle n'aurait pas mention-
« nés ne fussent pas moins l'objet de cette action en vertu du principe gé-
« néral de l'art 1641 du Code civil ?

« Les conseils généraux se sont presque tous prononcés pour que l'appli-
« cation du principe du Code civil fût bornée aux seuls vices dénommés
« dans l'art. 1er du projet. *Ils ont reconnu, en effet, qu'étendre au
« delà ce principe, ce serait multiplier les procès, en accroître les
« difficultés,* et ne point remédier aux inconvénients qui existent. En
« effet, les experts seraient appelés non-seulement à constater les vices allé-
« gués, mais encore à décider si les tribunaux devraient les considérer
« comme rédhibitoires; *les experts deviendraient ainsi appréciateurs
« de la question de droit, que les juges devraient seuls résoudre.* »

Dans le but de justifier la limitation des cas rédhibitoires, M. le ministre
dit : « Pour composer cette nomenclature, il a paru convenable : 1° de ne
« pas s'écarter des dispositions des art. 1641 et 1642 du Code civil, et, par
« conséquent, de n'y comprendre que les défauts cachés que l'acheteur ne
« peut reconnaître au moment de la vente, et qui rendent l'animal im-
« propre à l'usage auquel il est destiné, ou qui diminuent tellement cet
« usage que l'acheteur ne l'aurait pas acquis, ou n'en aurait donné qu'un
« moindre prix, s'il les avait connus; 2° de n'admettre que les vices ou dé-
« fauts réputés rédhibitoires par les anciens usages et la science vétérinaire,
« et signalés par la plupart des départements comme se reproduisant le
« plus ordinairement dans le commerce des animaux domestiques.

« C'est dans la même pensée et comme conséquence de l'art. 1er, conti-
« nue M. le ministre, que l'art. 4 a été inséré dans le projet; il a pour but
« de n'autoriser l'action en garantie, dans le cas où l'animal viendrait à pé-

« rir pendant la durée du délai légal, que si la mort est occasionnée par
« l'un des vices réputés rédhibitoires. Sous ce rapport, l'art. 4 restreint le
« principe général posé par l'art. 1647 du Code civil. »

Le rapporteur de la commission nommée par la Chambre des pairs a
cherché à justifier la nomenclature et la limitation des cas rédhibitoires en
ces termes : « Considérant l'art. 1641 en lui-même, elle (la commission)
« s'est demandé si, pour le commerce des animaux domestiques, cet article
« était, dans sa généralité, d'une application facile, si cette généralité ne
« présentait pas elle-même des inconvénients, et si, au lieu de réprimer la
« fraude et d'arrêter les procès, son principe trop étendu ne donnerait pas
« plutôt naissance à une foule d'abus et de contestations entre les parties,
« fort embarrassantes à apprécier et à juger.

« Après une longue délibération, elle a pensé qu'il convenait de renfer-
« mer pour les cas dont il s'agit l'action rédhibitoire dans de justes limites,
« et qu'il serait dangereux et abusif de lui laisser toute la latitude que lui
« accorde l'art. 1641. *Il est rare que les tribunaux (on doit le recon-*
« *naître) puissent juger par leurs propres lumières les causes de*
« *cette nature qui leur sont soumises ; l'on ne saurait raisonnable-*
« *ment exiger des juges les connaissances spéciales pour cela,* et ils
« doivent la plupart du temps s'en rapporter au dire des experts qu'ils sont
« obligés d'appeler, quoiqu'en droit ils ne soient pas astreints à suivre leur
« avis. Dans l'esprit de l'art 1641, l'expertise devrait porter sur deux points :
« 1° la nature de la maladie ou du vice dont l'animal est atteint, et qui le
« déprécie ; 2° la question de savoir si cette maladie ou ce vice pouvait être
« caché au moment de la vente. *Or, ce serait faire à la fois décider par*
« *elle la question de fait et celle de droit......* En limitant le nombre des
« cas qui donnent ouverture à l'action rédhibitoire, en les désignant parmi
« les maladies que l'on remarque le plus ordinairement dans les animaux
« d'un usage ordinaire, dont les indices, une fois déclarés, sont faciles à re-
« connaître, et dont cependant les premiers symptômes pourraient être
« aisément dissimulés ou n'être pas encore apparents lors de l'achat, en ré-
« duisant ainsi la question litigieuse à la *simple constatation d'un fait,*
« vous laisserez moins de part à l'arbitraire des décisions, souvent conjec-
« turales, de la science vétérinaire, et vous diminuerez d'autant les chances
« d'erreur dans les jugements rendus, et par là les procès eux-mêmes.

« Les trois Ecoles vétérinaires d'Alfort, de Lyon et de Toulouse, consul-
« tées par M. le ministre du commerce sur le projet de loi, tout en adoptant
« le principe d'une nomenclature des vices rédhibitoires, *avaient émis*
« *l'avis de laisser subsister l'effet de l'art. 1641 du Code civil pour*
« *toutes les autres maladies non mentionnées dans cette nomencla-*
« *ture,* auxquelles les tribunaux pourraient toujours en faire l'application.

« Nous avons pensé qu'une semblable extension de cet article aurait pour
« résultat infaillible de détruire l'économie de la loi et de faire renaître par
« cette voie tous les inconvénients qui ont été précédemment signalés et
« auxquels le projet de loi a précisément pour but de remédier. »

Le rapporteur de la commission de la Chambre des députés a motivé plus
longuement l'admission de la nomenclature et de la limitation des cas rédhibitoires ; mais les principales raisons qu'il a données ont beaucoup d'analogie avec celles qui ont été exposées par le ministre et par le rapporteur de
la Chambre des pairs. Je ne les reproduirai pas ici textuellement. Je désire
cependant vous rappeler un des paragraphes du rapport, parce qu'il y est
tout particulièrement question des vétérinaires.. Voici ce paragraphe :

« Pour la former (la nomenclature), pour dire à quels cas s'appliquent
« ces principes, il nous a fallu recourir à la science des vétérinaires, inter-
« roger leurs écrits, entendre leurs explications ; mais en les prenant
« comme autorités sur la question pathologique des symptômes et des effets
« de tel ou tel vice, nous nous sommes réservé l'appréciation législative de
« l'importance de ces vices quant au marché ; nous n'en avons pas classé
« parmi les rédhibitoires un aussi grand nombre que plusieurs vétérinaires
« l'eussent voulu. Des habitudes de profession, le désir de l'agrandir, de
« l'élever en y faisant recourir plus souvent, peuvent modifier, à son insu,
« le jugement de l'homme le plus honnête. »

Je dirai ici, en passant, que M. le rapporteur a très-mal jugé l'intérêt des
vétérinaires dans la question dont il s'agit. Je suis convaincu que ce qui
leur produirait le plus de bénéfices, ce serait une loi qui déclarerait qu'il
n'y a pas de garantie dans le commerce des animaux, parce que, dans ce cas,
ils seraient presque toujours consultés par les acheteurs avant la vente.
Leurs honoraires en grossiraient singulièrement. Cette loi, du reste, serait
cent fois préférable à celle du 20 mai 1838. Elle remplirait au moins infailliblement une des principales conditions que les partisans de la loi du
20 mai disent à tort appartenir à cette loi, à savoir : la diminution du nombre des procès, l'absence de toute procédure et des frais qu'elle entraîne-
rait, et toute entrave quelconque dans le commerce des animaux.

Si M. le rapporteur a accepté le concours de la science vétérinaire pour
l'appréciation des *maladies* rédhibitoires, il a dénié la compétence des vétérinaires dans l'appréciation des vices qu'il a appelés *moraux,* comme la
méchanceté, la rétivité, la timidité ombrageuse, etc., etc. J'aurai l'occasion
de revenir sur cette singulière manière de voir.

M. Renault a, de son côté, eu l'occasion d'émettre son opinion sur la
question de nomenclature des cas rédhibitoires ; c'était même bien avant la
présentation du projet de loi aux Chambres ; c'était en 1834, (voir le *Recueil*, année 1834, p. 656). C'était en répondant à cette question qu'il s'est

faite lui-même et qui se trouvait déjà dans une question plus complexe posée dans la circulaire du ministre de l'agriculture aux Sociétés d'agriculture : « *Est-il utile que la loi désigne nominativement les vices rédhi-* « *bitoires ?* » M. Renault a répondu affirmativement, et il a cherché à appuyer cette réponse sur des raisons que je n'admets pas comme bonnes et que j'ai déjà combattues plusieurs fois, et, entre autres circonstances, dans le mémoire publié dans le *Journal des progrès des sciences zoöiatriques,* 1837, M. Renault écrivait la note dont je parle pour combattre l'opinion contraire à la mienne, qui avait été émise par la Société d'agriculture de Valenciennes en réponse à la circulaire du ministre de l'agriculture. Il disait entre autres choses : « En effet, si, comme ils (les commissaires de « la Société d'agriculture de Valenciennes), en expriment le vœu, la loi « nouvelle se bornait, après avoir prononcé l'abolition des usages, à ordon- « ner la mise en vigueur des principes généraux posés dans l'article 1641, « sans désignation spéciale et expresse des vices auxquels ils s'appliquent, « il en résulterait que, dans toutes les contestations les experts auraient à « déterminer eux-mêmes, non plus seulement si tel ou tel vice existe ou « n'existe pas ; mais encore si ce vice doit, ou non donner lieu à la rédhi- « bition. Ils prononceraient à la fois et sur le point de *fait,* qui est vérita- « blement de leur compétence, et sur le point de *droit,* que les tribunaux « seuls sont aptes à décider. Les juges n'auraient plus, en quelque sorte, « qu'à enregistrer la décision des experts qu'ils seraient inhabiles à con- « trôler, et à sanctionner, en la libellant sous forme de jugement. »

Il est facile de voir, d'après tout ce qui s'est passé postérieurement à la publication de la note de M. Renault, que l'opinion du professeur a eu un grand retentissement et une grande influence ; car c'est cette même idée qui se retrouve dans les motifs du projet de loi, lors de sa présentation, et dans les rapports des commissions des deux Chambres. Cette opinion a été admise malgré les observations de M. Huzard, en particulier, de la Société centrale d'agriculture, de beaucoup d'autres sociétés savantes et des trois Ecoles vétérinaires de France ; ou, du moins, la Société centrale d'agriculture et les Ecoles vétérinaires, tout en admettant une nomenclature, avaient demandé que : « en déterminant quelques cas, la loi restât pour le surplus dans la « règle générale de l'art. 1641 du Code civil. » Ceci a été dit par le rapporteur de la Chambre des députés, qui a cependant fait observer que « l'Ecole « d'Alfort voudrait toutefois qu'on n'appliquât la rédhibition qu'aux deux « premiers cas de l'art. 1641 ; aux cas où le défaut rendrait l'animal im- « propre au service, et à celui où il en diminuerait assez la valeur pour « faire présumer que l'acheteur ne l'aurait pas acquis ; mais non pas au « troisième cas, à celui où le défaut diminuerait la valeur seulement as- « sez pour faire croire que l'acheteur en aurait donné un moindre prix. »

Ces manières de voir des Sociétés, des Ecoles vétérinaires et d'un Comité d'agriculture et de commerce dont parle le rapporteur de la Chambre des députés, n'étaient en définitive que l'expression des principes de l'art. 1641 du Code civil. En demandant la citation de quelques maladies et de quelques vices, elles ne voulaient que donner quelques exemples de cas rédhibitoires, et non limiter ces cas aux maladies et aux vices dénommés. Cette addition à l'article 1641 était évidemment bien inutile; c'était pire qu'un double emploi; c'était une source de difficultés pour les experts que l'on contraignait, presque, à employer des expressions barroques, surannées, sans signification bien précise, souvent inintelligible, surtout pour les vétérinaires qui seraient venus à une certaine époque ultérieure, à une époque où le langage médical consacré dans la loi n'aurait plus été compris. Les vétérinaires auraient éprouvé les désagréments qui auraient pu nous arriver à nous-mêmes, si, avant le 20 mai 1838, nous eussions été appelés à nous prononcer sur l'existence ou la non-existence du *Tour de lune*, de l'*Antée*, du *Fait*, de l'*Amérodat*, de l'*Avertin*, du *Gamer*, de la *Jastade*, du *Piau*, etc., etc., maladies admises comme rédhibitoires dans les anciennes coutumes de certaines contrées. Il y a lieu d'espérer que plusieurs mots consacrés par la loi de 1838 deviendront aussi dans peu de temps des vieilleries inusitées.

D'après ce que j'ai rappelé plus haut, un des principaux motifs qui ont fait admettre la dénomination et la limitation des cas rédhibitoires par M. Renault, contre l'opinion des trois Ecoles vétérinaires et de beaucoup de Sociétés d'agriculture, et, après lui, par le ministre de l'agriculture et les rapporteurs des deux Chambres, c'est que les vétérinaires « prononce-« raient à la fois le point de *fait* et le point de *droit*, si les principes de « l'art. 1641 étaient entièrement consacrés. » Il me semble que c'est là une très-grave erreur.

Avant la loi du 20 mai 1838, j'étais un de ceux qui pensaient avec M. Huzard père que tous les vices ou maladies qui se trouvaient dans les conditions déterminées par l'art. 1641 du Code civil, pouvaient donner lieu à une action en rédhibition. J'ai été appelé bien souvent à faire des expertises, mais jamais il ne m'est arrivé de m'occuper du point de droit de la contestation qui surgissait; jamais je n'ai prononcé le mot rédhibition, ainsi que le faisaient à tort, je le sais, quelques vétérinaires. Je répondais purement et simplement aux espèces de questions qui étaient posées implicitement dans l'ordonnance qui me commettait expert. La formule ordinaire des ordonnances était celle-ci : « Commettons le sieur....., à l'effet « de visiter l'animal indiqué dans la requête, constater son état et les vices « et maladies dont il peut être atteint. » Comme la requête du demandeur, qui précédait l'ordonnance, m'expliquait toujours le motif de l'expertise, et

que ce motif était le soupçon de l'existence d'un vice ou d'une maladie rédhibitoire, je cherchais à fournir, dans mon procès-verbal, tous les éléments nécessaires à un jugement prompt, facile et équitable, que le tribunal prononçait en appliquant l'art. 1641. Il n'y avait réellement à cette
époque que l'art. 1648 du Code civil qui fût une source de divergence dans
les jugements rendus par les divers tribunaux. Tout le monde appelait l'attention du Gouvernement sur cet article qui, seul, devait être modifié en y
changeant quelques mots seulement. J'avais proposé de le rédiger ainsi :
« L'action résultant des vices et des maladies rédhibitoires définies
« par l'art. 1641 *doit être intentée dans le plus bref délai, suivant la*
« nature des vices et des maladies rédhibitoires.

« Ce délai pour les vices et les maladies rédhibitoires qui, dans les
« animaux domestiques, se manifestent par des symptômes conti-
« nus, est de neuf jours.

« Pour les vices et les maladies qui se manifestent par des symp-
« tômes périodiques ou intermittents, il est de trente jours.

« Le délai est le même pour toute la France. »

L'augmentation des délais par rapport aux distances avait été prévu.

Agir ainsi, était-ce traiter du point de droit? Pas le moins du monde;
pas plus que les experts nommés tous les jours, aux termes de la loi du
20 mai 1838, n'en traitent quand, en rédigeant un procès-verbal, ils indi-
quent l'état de l'animal qui leur est soumis, et décrivent les symptômes des
maladies et les signes des vices. Ils restent dans leur compétence, ils n'en
sortent pas comme le dit M. Renault; ils ne sont pas obligés de déclarer,
comme l'avance encore M. Renault, si le vice ou la maladie qu'ils constatent
doit ou non donner lieu à la rédhibition, ce qui serait en effet sortir de
leur mission, ainsi que cela arrive encore aujourd'hui sous le régime même
de la loi du 20 mai. Tous les jours ne voyez-vous pas certains experts vétérinaires conclure à la rédhibition et même à l'application de la loi, après
avoir décrit et dénommé la maladie ou le défaut. D'autres se bornent à dire
que la maladie ou le vice est rédhibitoire aux termes de la loi. M. Renault
va me répondre aussitôt : mais ils ont tort. Je répondrai à mon tour à
M. Renault que, dans le système que je soutiens, les experts qui feraient
autre chose que de décrire, de bien caractériser les maladies ou les vices
et d'en bien indiquer l'origine et la durée, ne rempliraient pas bien leur
mission, l'outre-passeraient même. Les experts pour fournir aux juges les
moyens faciles d'appliquer l'art. 1641, n'ont qu'à répondre aux questions
renfermées dans ce cadre très-étroit :

L'animal a-t-il un défaut caché antérieur à la vente, qui rende cet animal
impropre à l'usage auquel on le destinait, ou qui diminue tellement cet

usage que l'acheteur ne l'aurait pas acquis, ou n'en aurait donné qu'un moindre prix s'il l'avait connu?

Il est bien entendu que le défaut caché est celui qu'une personne n'ayant pas fait d'études spéciales a pu ne pas apercevoir au moment de la vente; le législateur ne l'a sans doute pas compris autrement; il n'a certainement pas voulu dire qu'il n'y aurait que les défauts inappréciables, ni visibles pour qui que ce soit, au moment de la vente, qui donneraient lieu à la rédhibition; car il n'aurait ainsi admis que les défauts avec intermittences, défauts qui n'existent que chez les animaux; les défauts rédhibitoires des matières inertes sont tous permanents, il est donc toujours possible, *absolument* parlant, de les constater en en faisant un examen attentif. Mais cet examen n'étant pas praticable dans la plupart des circonstances, ni pour les choses inertes, ni pour les animaux, à plus forte raison, le législateur a évidemment entendu par défauts cachés des objets vendus, ceux que l'acquéreur n'a pu voir dans un examen usuel, de peu de durée. Pour les animaux cette manière de voir me paraît surtout la seule admissible, parce que la constatation d'un très-grand nombre de maladies ou de défauts exige des connaissances spéciales, très-étendues, très-difficiles, qu'on ne peut supposer exister chez l'immense majorité des acheteurs. Puis l'examen usuel dont je parlais tout à l'heure ne permet guère d'examiner suffisamment un animal de manière à y découvrir même certains défauts ou certaines maladies qui, en dernier résultat, sont visibles, puisqu'on les constate plus tard, mais qui n'en doivent pas moins être comprises dans les défauts cachés de l'art. 1641; autrement les termes de cet article n'auraient pas d'objet.

Cet article d'ailleurs, considéré dans son ensemble, démontre clairement que le législateur a voulu éviter seulement les tromperies sérieuses; il n'a pas dit, qu'il suffirait que le vice fût caché pour être garanti, il a ajouté que le défaut caché ne pouvait être rédhibitoire que s'il rendait la chose vendue impropre à l'usage auquel on la destinait, ou s'il en diminuait tellement cet usage que l'acquéreur ne l'aurait pas acquise, ou n'en aurait donné qu'un moindre prix s'il l'avait connu.

L'expert, dans le cas où il constate une maladie ou un vice, après avoir décrit les symptômes de cette maladie ou les signes de ce vice, n'a qu'à dire: L'animal est atteint de telle maladie ou de tel vice; cette maladie ou ce vice était antérieur à la vente; il était caché au moment de cette vente; il rend l'animal impropre à l'usage auquel on le destinait et il en diminue tellement l'usage que l'acheteur ne l'aurait pas acquis, ou n'en aurait donné qu'un moindre prix, s'il l'eût connu.

Est-ce donc là un jugement? est-ce donc une solution du point de droit? est-ce l'application d'une loi que cette constatation pure et simple? C'est uniquement un document, un renseignement que vous donnez par suite d'une ordonnance de juge qui vous commet expert. Et le tribunal qui est saisi de la contestation entre le vendeur et [l'acheteur fait tel usage qu'il juge convenable du procès-verbal et de l'avis de l'expert; absolument comme il le fait aujourd'hui du procès-verbal que rédige un expert nommé en vertu de la loi du 20 mai, absolument comme il le ferait du procès-verbal d'un expert quelconque nommé d'office pour constater un fait quelconque, comme il le ferait du procès-verbal d'un médecin, d'un chimiste, d'un toxicologiste qui peut, sur un simple avis, faire condamner à mort un homme, ce qui est un peu plus grave que la résiliation d'une vente.

En dernier résultat, la mission du vétérinaire est bien simple, bien nettement tracée, et se réduit au point de *fait ;* elle n'affaiblit en rien la prérogative du juge qui est toute puissante, et qui lui donne même le droit de ne tenir aucun compte de l'avis de l'expert.

M. Renault qui, je l'espère, d'après ce que je viens de démontrer, conviendra que l'expert peut très-bien ne pas sortir de sa compétence, quoique pouvant éclairer le tribunal, craint que si l'art. 1641 était conservé, si les cas rédhibitoires n'étaient pas dénommés, la diversité des opinions des vétérinaires experts, ne soit un grave obstacle à l'uniformité de la jurisprudence dans les divers tribunaux, et que ce ne soit là une source féconde de procès. Il y a dans cette opinion deux graves erreurs. Que l'on veuille donc bien comprendre, je ne puis trop le répéter, que le vétérinaire ne doit jamais être appelé à décider si l'animal en litige est atteint d'un cas rédhibitoire ou non, qu'il n'a qu'un défaut à constater et à apprécier, en vue d'un jugement qui qualifiera, lui, ce défaut. Et pourquoi voulez-vous que les vétérinaires varient plus souvent dans cette appréciation, que dans les constatations de cas rédhibitoires qui ont un nom, une dénomination quelquefois très-bizarre, de cas rédhibitoires sur les caractères desquels les vétérinaires sont loin d'être d'accord, de cas rédhibitoires qui, pour avoir un nom, sont fréquemment mal définis, mal caractérisés. Aussi voyez-vous tous les jours les vétérinaires se contredire sur les questions qui paraissent au premier abord les plus simples parmi celles que la loi du 20 mai a consacrées. Je prendrai la pousse pour exemple. Ce mot, inséré dans la nomenclature de la loi, a été la cause la plus fréquente des procès, et de procès très-longs, partant très-onéreux. Ce mot a été interprété de beaucoup de manières, et cela devait être, parce qu'il ne signifie rien par lui-même. Aussi il arrive souvent qu'un vétérinaire déclare un cheval poussif et qu'un autre vétérinaire soutient qu'il ne l'est pas. Vous allez peut-être me dire que cela n'est pas extraordinaire, parce qu'il peut arriver qu'un vétérinaire soit assez ignorant pour se tromper aussi grossièrement; et vous offrirez de suite de confondre l'ignorant en appelant plusieurs autres vétérinaires qui, tous, seront infailliblement du même avis. Eh bien! détrompez-vous, il est arrivé qu'un cheval a été examiné par quatre, six, huit vétérinaires, et peut-être plus, et que la moitié des vétérinaires a été pour la pousse, et l'autre moitié contre. On ne peut guère supposer, dans ce cas, qu'il y a eu deux, trois, quatre vétérinaires et plus, complétement ignorants; et, en effet, cela n'était pas. Si le même cheval eût été présenté à huit vétérinaires à qui vous auriez demandé si ce cheval avait un cas rédhibitoire, aux termes de l'art. 1641 du Code civil, tous vous auraient très-probablement répondu, sinon d'une manière identique, au moins d'une façon analogue; mais avec du bon sens et de l'instruction, ils se seraient bien donné de garde de prononcer le mot pousse. Après avoir décrit plus ou moins exactement, plus ou moins savamment les symptômes qu'aurait présentés le cheval, il vous auraient tous dit, en résumé, que ce cheval était atteint de lésions anciennes antérieures à la vente et ayant les caractères que l'art. 1641 exige pour qu'il y ait lieu à la rédhibition. Quand même quelques-uns de ces vétérinaires n'auraient pas aussi bien précisé les lésions que leurs confrères, tous n'en seraient pas moins arrivés à un résultat final qui aurait permis au tribunal de rendre un jugement infailliblement équitable, parce qu'on ne peut guère admettre qu'une opinion aussi unanime soit fausse.

Voulez-vous que je vous dise à présent ce qui a dû sans doute arriver, lorsque les huit vétérinaires consultés pour savoir si le cheval était poussif ou non, ont été partagés sur l'opinion qu'ils ont émise. Après avoir, tous, constaté que l'animal ne présentait point de symptômes bien évidents de maladie aiguë, de maladie récente; après avoir aussi, tous, constaté que l'acte de la respiration n'était pas normal, notamment en ce qui concernait les mouvements respiratoires et les bruits produits par la respiration, quatre auraient dit, je suppose : les mouvements des flancs sont irréguliers, ils sont quelquefois entrecoupés par le contre-coup, le soubresaut de la pousse, donc le cheval est poussif. Parmi les quatre autres, l'un aurait dit, je suppose encore: je vois bien que les mouvements des flancs ne sont pas normaux, qu'ils sont très-inégaux, que, quelquefois, la respiration s'exécute en trois temps; j'entends bien que la toux n'est pas sonore, etc.; mais je ne vois pas d'une manière permanente, le soubresaut de la pousse; le cheval ne respire pas régulièrement, mais il n'est pas poussif. Un autre, variant un peu son mode d'examen, fait trotter le cheval pendant quelques instants, et constate que ce léger exercice met le cheval hors d'haleine, rend la respiration très-tumultueuse; puis après l'avoir étudié au repos, il trouve que les mouvements respiratoires sont toujours plus précipités qu'à l'état normal, qu'ils sont irréguliers et que parfois l'expiration se fait en deux temps bien marqués. Il conclut bien que le cheval a des lésions anciennes des viscères thoraciques, mais qu'il ne présente pas les signes caractéristiques de la pousse. Les troisième et quatrième se prononcent également pour la non-existence de la pousse, parce que l'irrégularité, la précipitation des mouvements respiratoires, sans la permanence du contre-coup, du soubresaut de la pousse, ne constituent pas la pousse pour eux.

Je pourrais citer mille exemples analogues de dissidence entre vétérinaires sur les cas rédhibitoires de la loi. Si la diminution dans le nombre des cas rédhibitoires doit être logiquement considérée comme devant rendre les procès plus rares, le défaut de précision dans la valeur des dénominations des cas rédhibitoires de la loi du 20 mai, détruit entièrement l'effet heureux que l'on attendait de la limitation ; aussi suis-je convaincu que le nombre des procès n'est pas moindre aujourd'hui qu'avant le 20 mai 1838.

Je ne pense pas que M. Renault ait dit une chose exacte quand il a prétendu que si les vétérinaires étaient chargés de déclarer que tel ou tel animal est atteint d'un cas rédhibitoire, aux termes de l'article 1641, ils seraient souvent en désaccord. J'ai été bien des fois témoin du contraire. J'ai constaté très-souvent que plusieurs vétérinaires qui ne s'entendaient pas sur l'existence ou la non-existence d'un cas rédhibitoire aux termes de la loi du 20 mai, convenaient très-bien que toute dissidence d'opinion cesserait si l'art. 1641 avait force de loi. J'ai déjà dit que cela s'était présenté souvent pour les maladies de poitrine anciennes ; je citerai de plus les tics, les boiteries intermittentes, certaines lésions de l'appareil nerveux, etc., etc. N'est-il pas injuste de contraindre un acheteur à garder un cheval ticqueur, quand il n'existe qu'une très-légère usure anormale des dents ; de ne pas l'autoriser à rendre un cheval boiteux alors que la claudication quoique paraissant cesser pour la plupart des yeux, reste permanente pour des yeux très-exercés et très-attentifs ; n'est-il pas révoltant de ne pouvoir pas faire prononcer la résiliation de la vente de certains chevaux que j'appellerai *immobiles,* en attendant une meilleure expression, quand ces chevaux, qui sont impropres à tout usage, reculent bien et qu'ils ne conservent pas les membres antérieurs croisés lorsqu'on les a mis préalablement dans cette position ?

J'en ai assez dit, je crois, pour démontrer que la nomenclature des cas rédhibitoires n'était pas admissible raisonnablement et équitablement parlant.

J'ai d'aussi bons motifs à donner contre la limitation des cas rédibitoires.

Je n'ai pas compris la raison que les auteurs du 20 mai ont donnée pour justifier la détermination du nombre de cas rédhibitoires qu'ils ont adoptés. Ils ont dit, d'une part, qu'il était bon de ne comprendre dans la liste que les cas qui avaient été consacrés par les anciens usages ; d'une autre part, qu'il n'y avait qu'un petit nombre de vices ou de maladies qui présentassent réellement les caractères définis par l'art. 1641, c'est-à-dire, qui fussent cachés pour l'acheteur ; d'une troisième part, que l'on multiplierait d'autant plus les procès que l'on augmenterait le nombre des cas rédhibitoires ; d'une quatrième part, enfin, que l'extension de la liste des cas rédhibitoires, apporterait de nombreuses entraves dans le commerce.

Je vais examiner successivement ces diverses raisons.

D'abord, pourquoi invoquer, avec tant d'amour et de respect, les anciens usages que, depuis si longtemps, on cherche à détruire ; des usages qui, presque toujours étaient nés de besoins particuliers à certaines localités, ou mieux de certaines habitudes inexplicables, quand il s'agissait de faire une loi pour toute la France ? Pour cette raison tout le monde comprendra déjà que c'était une inconséquence. Puis, voyez donc où cela a mené : à conserver, en 1838, des termes surannés, abandonnés en partie aujourd'hui par les vétérinaires chargés de faire les expertises et qui sont, par là, obligés d'employer un langage qu'ils n'admettent plus.

Pourquoi ne leur a-t-on donc pas signifié de conserver dans le libellé de leurs procès-verbaux la forme souvent si étrange des anciens actes ? J'en suis vraiment étonné. On dirait presque, avec M. Prangé, qu'il faut bien se garder de marcher trop vite dans le progrès et qu'il faut attendre, avec patience et sagesse, les améliorations qui ne manquent jamais d'arriver à temps, sans effort et sans secousse. Vous savez que je ne partage pas l'opinion de M. Prangé à cet égard, et que je préfère la pratique de la maxime : *Aide-toi, le ciel t'aidera.* Je suis un réformateur impatient et radical, et j'aime à voir détruire de suite tout ce qui est jugé mauvais.

Le second motif des auteurs de la loi et de leurs partisans a été que la nomenclature renfermait assez complétement toutes les maladies et tous les vices que l'esprit de l'art. 1641 déclarerait rédhibitoires. Je ne veux pas, Messieurs, vous donner la peine d'entendre la réfutation de ce motif. Vous avez tous cette réfutation sur les lèvres. Et pourquoi donc, pour ne vous citer que quelques exemples, ne trouve-t-on pas dans la nomenclature de la loi, la méchanceté, le vice de mordre, de ruer, la rétivité, les maladies anciennes des viscères abdominaux, celles de l'appareil cérébro-spinal, qui sont certainement aussi graves que celles des viscères pectoraux ; etc., etc. ? Je vous démontrerai tout à l'heure, en vous parlant de l'art. 7 de la loi du 20 mai, combien cette omission a été injuste et capricieuse.

J'admets le raisonnement qui repose sur le troisième motif, qui dit que moins la loi reconnaîtra de cas rédhibitoires, moins il y aura de procès ; car, en poussant ce raisonnement à l'extrême, on arriverait à cette grande vérité, à savoir : que s'il n'y avait pas de cas rédhibitoires, il n'y aurait pas de procès. Mais des fraudes sans nombre resteraient impunies ; le commerce des animaux seul serait sans protection, il serait mis hors la loi, ce qui ne peut s'admettre en équité. Maintenant suivez, je vous prie, mon raisonnement. Puisque si la loi ne reconnaissait pas de vices rédhibitoires, les fraudes seraient sans nombre (et personne ne me contredira à cet endroit, je pense), il est évident qu'il y aura d'autant moins de fraudes qu'il y aura plus de vices rédhibitoires reconnus. Et, comme il est impossible de désigner d'avance par des noms et même par des dénominations, toutes les maladies et tous les vices que le vendeur doit équitablement garantir, il faut donc revenir à l'art. 1641 qui caractérise si nettement et si justement les cas qui doivent donner lieu à la résiliation de la vente; il faut en revenir à cet article qui, seul peut faire obtenir justice en punissant la fraude.

Le quatrième motif paraissait fondé au premier abord; il semblerait en effet logique de dire que plus le nombre des cas rédhibitoires serait grand, plus il y aurait d'entraves dans le commerce ; mais il arrive aussi que plus il y a de sortes de crimes et de délits punissables par l'application des lois, plus il y a, par conséquent, d'entraves dans la libre circulation des assassins et des voleurs. La comparaison n'est pas forcée, Messieurs, elle n'est que juste. Les entraves dont les auteurs de la loi du 20 mai parlent ne sont que des garanties légitimes de la propriété. Si ces garanties n'existaient pas, si elles n'étaient pas nombreuses, je dis mieux, si elles n'étaient pas générales, les animaux auraient beaucoup moins de valeur. Voyez ce qui se passe tous les jours quand un vendeur dit à son acheteur : « Je vous vends mon animal *sans garantie ;* » si l'acheteur accepte cette condition, au lieu d'offrir un prix en rapport avec l'apparence de l'animal , il ne consent qu'à une rémunération bien inférieure à ce prix. Plus il y aura de garanties, plus la marchandise aura de valeur, ceci est de principe.

J'en viens à un point très-grave de la question que je traite aujourd'hui. J'ai entendu dire bien souvent, et même par des vétérinaires haut placés dans le corps enseignant, qui sont partisans de la nomenclature et de la limitation des cas rédhibitoires : « Mais lors même que la loi basée sur l'art. 1641, serait très-bonne en elle-même, elle ne pourrait pas être appliquée, parce qu'il n'y aurait pas assez de vétérinaires suffisamment instruits. »

Les partisans de la loi du 20 mai pensent sans doute que tout vétérinaire, aujourd'hui, est apte à être expert, est capable de reconnnaître les maladies et les vices rédhibitoires dénommés dans la loi du 20 mai. Eh bien ! il est évident que si ces apologistes de la loi du 20 mai conviennent que tous les vétérinaires peuvent décrire et constater tous les cas et les vices rédhibitoires de la loi du 20 mai, pourquoi n'admettraient-ils pas que ces mêmes vétérinaires sont aptes à fournir les éléments qui permettent aux juges d'appliquer l'art. 1641 ? Est-ce que les vétérinaires ont fait une étude spéciale de la pousse, de la vieille courbature, de la fluxion périodique des yeux, du cornage chronique, de l'immobilité, de la boiterie intermittente pour cause de vieux mal, du sang de rate, etc., etc., toutes maladies ou vices dont les dénominations ne sont pas très-correctes, ne sont pas irréprochables, soit dit ici en passant? Est-ce que dans les Ecoles on a négligé, aux dépens de cette étude spéciale, celle des autres maladies qui peuvent donner lieu à la rédhibition, aux termes de l'art. 1641 ? Est-ce qu'à l'autopsie d'un animal, tout vétérinaire ne constate pas aussi bien un abcès du foie qu'un abcès du poumon, son très-proche voisin dans l'ordre naturel des choses, et que la loi du 20 mai a séparé d'une manière indéfinie, comme si le foie n'avait aucune importance pour l'entretien de la vie ? Ce n'est pas supposable, cela n'est pas. Maintenant en admettant que les vétérinaires aient également bien étudié toutes les maladies, les cas rédhibitoires de la loi du 20 mai sont-ils donc favorisés sous le rapport de la netteté, de la pureté, de l'infaillibilité de leurs caractères, de leurs symptômes, de manière à rendre leur constatation beaucoup plus facile que celle des autres maladies ou vices ? N'y a-t-il jamais d'erreurs commises dans la constatation des maladies rédhibitoires? Un cas rédhibitoire reconnu par un vétérinaire a-t-il toujours été admis par un ou plusieurs autres vétérinaires ? Un procès commencé pour cause d'un cas rédhibitoire, finit-il vite dans toutes les circonstances ? Ne s'élève-t-il, depuis le 20 mai 1838, qu'un petit nombre de contestations pour causes de cas rédhibitoires ? S'en élève-t-il moins qu'avant 1838 ? Sont-elles plus tôt terminées ? A toutes ces questions, ce que j'ai déjà précédemment dit et mon expérience me permettent de répondre : Non, mille fois non. Il n'y a que cette différence entre les deux époques, c'est qu'avant 1838, il était plus facile de faire rendre justice, alors même que l'art. 1648 réglait les délais d'une manière si diverse et si fâcheuse. Il n'y avait donc, je ne puis trop le répéter, que cet article à modifier de la la façon que j'ai indiquée, et qui consacrait l'uniformité réclamée par tout le monde avec si juste raison.

En plus de la réponse catégorique que je viens de faire aux nombreuses questions que j'ai posées, je désire donner quelques développements relativement à ce qui se passe tous les jours pour quelques cas rédhibitoires, en particulier, la pousse, le cornage chronique par exemple, afin de prouver combien cette loi de 1838 que l'on disait si claire, si nette, engendre de procès et de difficultés de tout genre.

J'ai déjà eu l'occasion de parler de la *pousse,* mais j'ai encore besoin d'y revenir. La *pousse,* aux termes de la loi du 29 mai 1838, est un cas rédhibitoire. Qu'est-ce que c'est que la pousse ? La loi ne le dit pas; les livres ne le disent guère. Les vétérinaires s'entendent assez cependant pour appeler de ce nom un mode particulier des mouvements des flancs, qui consistent dans une interruption momentanée et brusque du mouvement qui accompagne l'expiration, mouvement qui, au lieu de s'exécuter en un seul temps, se trouve ainsi divisé en deux temps. Lors de l'interruption du mouvement expiratoire, il y a une secousse plus ou moins forte produite par une descente brusque passive, par une espèce de chute des parties supérieures des parois abdominales, puis l'expiration se termine par une contraction forte et prolongée des muscles expiratoires. Les vétérinaires sont aussi d'accord de ne déclarer l'existence de la pousse que lorsqu'il n'y a pas de signes de lésions aiguës des organes de la respiration. Vous croyez que lorsqu'il s'agit d'appliquer ces principes, il n'y a jamais de dissidence; c'est une erreur grave; rien, au contraire n'est plus commun. La pousse existe pour les uns, je le répète, et n'existe pas pour les autres, quoique ceux-ci *reconnaissent bien que les mouvements respiratoires sont anormaux et que ces mouvements sont l'indice de lésions anciennes assez graves pour diminuer beaucoup la valeur de l'animal que l'on avait acheté comme sain.* Ces circonstances se présentent malheureusement fort souvent et sont les causes de procès très-nombreux, très-onéreux et très-prolongés, procès qui auraient été vite terminés si l'art. 1641 eût pu être appliqué.

Je veux encore citer un autre cas rédhibitoire; à l'occasion duquel on intente très-souvent des actions en rédhibition; c'est le *cornage chronique.* Les vétérinaires, encore ici, sont d'accord sur la définition de l'état pathologique connu sous cette dénomination : le cornage chronique consiste pour eux dans un bruit anormal produit par le passage de l'air dans les voies respiratoires d'un animal chez lequel il n'existe aucun signe de lésions aiguës récentes des organes de la respiration. Eh bien! encore, il arrive que les uns, d'après la définition même du cornage chronique, disent de tout cheval qui fait entendre un bruit anormal, qu'il est corneur; d'autres veulent que l'on distingue parmi les divers bruits anormaux plus ou moins nuancés produits par la collision de l'air contre les parois des voies respiratoires, des bruits qui constituent le cornage et des bruits qui ne le constituent pas. Je ne sache pas que ceux qui savent le mieux approprier les mots à une chose où à une idée aient encore pu décrire ces nuances de manière à se faire toujours bien comprendre de leurs confrères. Ce ne pourrait guère être qu'en cherchant à imiter par la voix ces diverses nuances que l'on arriverait à les reproduire plus ou moins mal. Je suppose que, dans les leçons des Écoles, soit en simulant les nuances, soit en en fournissant aux élèves des exemples sur les animaux eux-mêmes, on parvienne à leur faire distinguer ces nuances, comment feront ces élèves, quand il s'agira de les décrire dans l'exposition d'un procès-verbal? Je crois que, ainsi que je viens de le dire, la chose serait impossible. Il n'y aurait peut-être qu'un moyen, ce serait de pouvoir exprimer par des notes de musique les modulations du bruit anormal, comme on l'a fait pour le hennissement du cheval et le chant des oiseaux. Mais tous les vétérinaires ne sont pas musiciens ; la chose serait donc impraticable. On est déjà trop disposé à rejeter, dans la pratique du moins, l'intervention de connaissances accessoires d'une grande utilité, pour que l'on puisse admettre sans grande contestation le secours de la musique.

Autrefois, les anciens usages que les nouveaux législateurs ont cependant tant tenu à prendre en considération dans la confection de la loi, semblaient reconnaître comme rédhibitoires plusieurs nuances des bruits anormaux qu'ils désignaient par les noms de cornage, sifflage ou hallay ; car je pense que chacun de ces mots avait une signification particulière que je comprends assez bien, ces mots étant très-expressifs. Pourquoi n'ont-ils pas conservé ces noms dans la nomenclature de 1838 ? C'est qu'évidemment ils ont entendu, par le mot générique cornage, indiquer les diverses espèces de bruits appelés anciennement cornage, sifflage ou hallay. Cependant il y a des vétérinaires qui, quoique observant la loi du 20 mai à la lettre, ne reconnaissent comme rédhibitoire que la nuance qu'ils croient sans doute être celle désignée par le mot cornage. Si ces vétérinaires remplissent le vœu des législateurs, ce que je conteste, ils favorisent l'iniquité, l'injustice, la fraude ; car il est bien démontré que chacun des maux que je rapporte et qu'ils rapportent sans doute eux-mêmes aux expressions sifflage et hallay, est un signe de lésion ancienne, grave et durable, en l'absence de symptômes de maladies aiguës. L'art. 1641 éviterait donc encore ici les nombreuses dissidences dont j'ai parlé et qui mènent à des procès ruineux.

Je pourrais multiplier à l'infini mes citations qui toutes démontreraien qu'avec la loi de 1838, les procès sont encore très-fréquents, très-longs e très-difficiles à juger. J'aurai d'ailleurs occasion d'y revenir en examinant les cas rédhibitoires de la loi du 20 mai les uns après les autres. C'est ce que je vais faire maintenant dans le but de démontrer, non-seulement que la loi du 20 mai est injuste et digne d'un autre siècle, mais encore qu'elle est très-difficile à appliquer dans quelques circonstances, inapplicable dans d'autres pour ceux qui veulent raisonner et utiliser les connaissances médicales de notre époque, qui certes sont plus étendues et plus précises que dans des temps encore peu éloignés.

A propos du cornage, je ne puis passer sous silence, des réflexions fort importantes qui viennent d'être consignées dans le *Recueil* par notre éminent collègue, M. Henri Bouley. Il veut aussi, lui, l'émancipation des experts vétérinaires ; il dit, n° de mars 1856, p. 197 : « Ainsi, pour qu'un expert puisse *affirmer* l'existence d'un vice rédhibitoire, c'est-à-dire d'un « *défaut caché au moment de la vente,* il faut qu'il ait acquis la démonstration de cette co-existence. Vous voyez donc bien (c'est toujours

« M. Bouley qui parle), qu'il ne peut pas se borner à la constatation pure
« et simple d'un fait matériel qui frappe ses yeux au moment de son exper-
« tise, mais qu'il est de son devoir consciencieux de *rechercher* si rien
« n'est intervenu depuis la vente, qui puisse l'induire en erreur et lui faire
« confondre deux choses essentiellement dissemblables : les vices rédhibi-
« toires et tout ce qui peut avoir avec lui quelqu'analogie d'apparence,
« mais qui n'est pas lui.

« Votre erreur, mon cher collègue, continue toujours M. H. Bouley en
« écrivant à notre collègue M. Garreau, me paraît consister dans ceci :
« c'est que vous appelez *vice rédhibitoire* toute maladie actuelle qui se
« caractérise par des symptômes analogues ou même identiques à ceux des
« vices ou maladies spécifiés dans l'art. 1er de la loi. Mais ce n'est pas cela :
« le vice rédhibitoire c'est le défaut caché qui existait au moment de la
« vente, je ne saurais trop le répéter. Votre mission d'expert est donc de
» rechercher si ce que vous voyez actuellement avec les caractères d'un
« vice rédhibitoire, existait certainement au moment de la vente. »

Ne remarquez-vous pas, Messieurs, que, presqu'à chaque ligne de ces
passages d'une lettre de M. Bouley, on trouve le germe de l'opinion que j'ai
toujours soutenue relativement à la manière dont devrait procéder l'expert
vétérinaire, si une bonne loi existait, c'est-à-dire, si la loi de 1838 ne s'op-
posait pas à l'application de l'art. 1641 d'une manière aussi explicite. Est-ce
que votre pensée serait que le vétérinaire usurperait l'autorité du juge en
agissant comme M. H. Bouley le recommande? Evidemment non.

Je vais passer maintenant à l'examen de chacun des articles de la loi du
20 mai 1838.

ARTICLE PREMIER.

« Sont réputés vices rédhibitoires, et donneront seuls ouverture à l'ac-
« tion résultant de l'art. 1641 du Code civil, dans les ventes et échanges
« des animaux domestiques ci-dessous dénommés, sans distinction des
« localités où les ventes et échanges auront eu lieu, les maladies ou défauts
« ci-après, savoir :

« *Pour le cheval, l'âne et le mulet.*

« La fluxion périodique des yeux,
« L'épilepsie ou mal caduc,
« La morve,
« Le farcin,
« Les maladies anciennes de poitrine ou vieilles courbatures,
« L'immobilité,
« La pousse,
« Le cornage chronique,
« Le tic sans usure des dents,

« Les hernies inguinales intermittentes,

« La boiterie intermittente pour cause de vieux mal.

    « *Pour l'espèce bovine.*

« La phthisie pulmonaire ou pommelière,

« L'épilepsie ou mal caduc,

« Les suites de la non-délivrance,   } après le part chez le ven-

« Le renversement du vagin et de l'utérus, } deur.

    « *Pour l'espèce ovine.*

« La clavelée : cette maladie reconnue chez un seul animal, entraînera la
« rédhibition de tout le troupeau.

« La rédhibition n'aura lieu que si le troupeau porte la marque du ven-
« deur.

« Le sang de rate : cette maladie n'entraînera la rédhibition du troupeau
« qu'autant que, dans le délai de la garantie, sa perte constatée s'élèvera au
« quinzième au moins des animaux achetés.

« Dans ce dernier cas, la rédhibition n'aura lieu également que si le
« troupeau porte la marque du vendeur. »

Aux remarques générales que j'ai déjà faites, et qui ont rapport à cet article, j'ajouterai que, pour justifier autant que possible l'adoption de la nomenclature, on aurait dû définir d'une manière très-brève chacun des vices
dénommés. Au moins si, plus tard, les noms avaient disparu du langage
médical il serait resté des séries de signes toujours reconnaissables qui auraient garanti de la diversité très-fréquente des interprétations. On aurait
aussi dû indiquer sommairement dans une sorte de règlement la manière
dont les vices devraient être constatés. Cela eût été très-conséquent, puisqu'on s'est tant défié de la capacité des experts. On aurait ainsi évité les
cas *difficiles* et *embarrassants* qui sont signalés à chaque instant dans le
Nouveau traité des cas rédhibitoires de MM. Galisset et Mignon et dans
mille autres endroits. Ces *cas embarrassants* sont tellement fréquents
qu'ils constituent la règle dans la jurisprudence vétérinaire d'aujourd'hui.
Il en résulte l'inconvénient que les législateurs voulaient précisément éviter
par-dessus tout, c'est-à-dire, un déplacement de la compétence. Ainsi il est
de fait, notamment depuis quelques années, que ce ne sont pas les tribunaux qui résolvent les questions de droit dans la matière dont nous nous
occupons, mais bien des arbitres rapporteurs auxquels les affaires sont
renvoyées dès que l'une des parties présente la plus légère observation,
ce qui arrive plus particulièrement dans *les cas embarrassants* dont je
parlais tout à l'heure. Ces arbitres sont tout puissants par suite de l'espèce
de délégation que leur fait le tribunal. Ils ne se bornent même pas à donner leur avis sur la question de droit, ils contrôlent encore la question
de fait par rapport à l'existence ou à la non-existence des cas rédhibitoires.

Ils jugent, pour ainsi dire en dernier ressort, les deux points de droit et de fait sans qu'on en appelle de leur avis qui est presque toujours accepté comme bon par le tribunal. Il arrive de là que leur opinion sur le point de fait relativement à l'existence ou à la non-existence du vice pèse incomparablement plus dans la balance que l'opinion de l'expert qui a d'abord été commis en vertu de la loi du 20 mai. Il y aurait peut-être quelques modifications à apporter dans cette manière de procéder, ce serait de faire apprécier, par exemple, par un troisième vétérinaire la question de fait, quand il y a dissidence entre l'opinion de l'expert nommé par le juge de paix, et celle de l'arbitre rapporteur qui serait, de cette manière, contrôlé comme le fait articulé par l'expert. On rentrerait ainsi dans la règle générale qui prescrit de nommer un ou trois experts, mais jamais deux. Il y aurait encore un moyen plus simple, plus rationnel, plus expéditif surtout, et, partant moins onéreux ; ce serait de limiter la mission de l'arbitre à l'examen de la question de droit. Il est bien entendu que le tribunal saisi du procès aurait toujours pouvoir de faire contrôler le fait, mais alors il nommerait des experts et non des arbitres.

Je parlais tout à l'heure de la toute puissance de l'arbitre rapporteur, elle est tellement grande que l'on a vu plusieurs fois les tribunaux varier de jurisprudence, quand les arbitres rapporteurs variaient dans leur opinion sur une question déterminée. Je saisis cette occasion pour faire remarquer que ce changement d'opinion avait lieu nonobstant la loi du 20 mai qui, si elle eût été aussi claire qu'on le dit, ne se serait certainement pas prêtée à une versatilité aussi manifeste et aussi fâcheuse pour les justiciables qui ont l'habitude de se fonder sur les précédents, sur des jugements déjà rendus, pour continuer ou pour abandonner les poursuites.

A l'occasion de l'art 1er de la loi du 20 mai, je ne puis consentir à passer sous silence une remarque générale que j'ai déjà indiquée et qui avait pour objet de blâmer l'omission dans la liste des cas rédhibitoires d'un grand nombre de maladies ou de vices dont quelques-uns sont extrêmement graves et présentent tous les caractères des défauts qui, aux termes de l'art. 1641, entraîneraient à bon droit, la rédhibition. Je suis, du reste, d'accord sur ce point, même avec la plupart des vétérinaires qui approuvent les principes de la nomenclature. J'ai déjà cité la méchanceté, les vices de mordre et de ruer, en particulier, la rétivité. Les Chambres n'ont pas pensé, elles, que ces vices rentraient dans les principes posés par les art. 1641 et 1642 du Code civil. Elles ont dit que ces vices ne pouvaient pas être considérés comme des défauts cachés, parce qu'il était toujours facile de les reconnaître au moment de la vente, ce qui n'est pas du tout exact. Il est évident, au contraire, que ces vices qui, tous, ont un caractère intermittent, sont bien plus susceptibles d'être dissimulés, d'être cachés, que plusieurs de ceux dont les noms se trouvent dans l'article 1ᵉʳ de la loi du 20 mai, et qui sont permanents : la pousse, par exemple, les vieilles maladies de poitrine, le farcin, la morve, etc.

Sous le rapport de la gravité, il n'y a pas non plus de comparaison entre les vices exclus de la liste et certains défauts ou maladies admis. Un cheval qui mord, qui rue, qui frappe ou qui est rétif, occasionne souvent des accidents et la mort même ; tandis que la pousse, les vieilles maladies de poitrine, la boiterie, le tic, etc., etc., ne portent d'autre préjudice qu'une perte d'argent.

Lorsque j'en serai arrivé à l'art. 7, il me sera encore bien plus facile de démontrer que la nomenclature adoptée ne peut guère résister à un examen sérieux, si l'on admet comme indispensable cet art. 7, car il y a beaucoup de cas rédhibitoires de l'art. 1ᵉʳ qui ne deviennent jamais cause immédiate de mort.

Voyons comment on applique ordinairement cet art. 1ᵉʳ de la loi, et si son application est aussi facile, aussi simple qu'on le dit ; si surtout, l'expert ne résout pas implicitement le point de droit, s'il ne juge pas en réalité.

La loi dit : Tels ou tels vices sont rédhibitoires. On nomme un ou plusieurs experts pour examiner un animal soupçonné atteint de l'un de ces vices. L'expert ou les experts répondent : le vice existe ou n'existe pas. Le tribunal ne juge jamais, et il ne peut guère agir autrement, qu'il n'y a pas lieu à la rédhibition quand l'expert a constaté l'existence du cas rédhibitoire désigné nominativement par la loi, *et vice versa*. Le discernement des juges n'est vraiment pour rien dans cette affaire. Il serait au contraire d'une grande importance, d'un grand poids si l'expert ne faisait qu'obéir aux principes de l'art. 1641, qui ne lui prescrit que des renseignements à fournir sur l'existence ou non-existence de certaines conditions de la marchandise, parfaitement appréciables par des juges.

M. Henri Bouley a bien compris l'importance de ces remarques dans une note qui précède une consultation qu'il a donné sur une question de jurisprudence vétérinaire (*Recueil*, 1855, p. 588), et, plus tard, dans une lettre adressée à notre collègue M. Garreau (*Recueil*, 1856, p. 188) ; mais il a évidemment dépassé le vœu, l'intention des auteurs de la loi du 20 mai, qui renferme l'expert dans un cercle qui l'astreint à décrire purement et simplement les symptômes ou les signes qu'il constate au moment de son examen, et à dire si ces symptômes ou ces signes constituent tel ou tel cas rédhibitoire de la loi. Je suis étonné que M. Renault n'ait pas rappelé à cette occasion M. H. Bouley aux saines doctrines enseignées par lui et par les considérations générales que l'on trouve dans la discussion de la loi devant les Chambres ; M. H. Bouley a voulu émanciper trop tôt les experts. Pour pouvoir tenir un langage sensé, pareil au sien, il faut avant tout, faire revivre l'art. 1641 qui permet, lui, toutes sortes d'explications et de raisonnements utiles à l'éclaircissement des faits de la cause soumise au jugement d'un tribunal.

.J'espère bien que l'émancipation dont M. H. Bouley a donné un exemple, prématuré, il est vrai, je le répète, sera un jour permise sous l'égide d'une nouvelle loi. Elle rendra aux vétérinaires la liberté scientifique que jamais, en raison de leurs connaissances solides et variées, ils n'auraient dû perdre.

Si vous mettez les vétérinaires en suspicion sous le rapport de leur savoir et de leurs capacités en général; si vous dites : ils peuvent bien constater les cas rédhibitoires de la loi, mais ils sont trop ignorants pour qu'on les charge de déterminer l'âge, pour bien dire, d'une maladie ou d'un défaut quelconque, sa gravité, la dépréciation qu'il cause à un animal, et enfin si ce défaut a infailliblement, et sans conteste, pu être reconnu et apprécié par l'acheteur au moment de la vente. Si vous dites encore : les vétérinaires ont assez de savoir et de sagacité pour constater, après les avoir décrites, les lésions qui constituent les maladies rédhibitoires de la loi du 20 mai, les *vieilles courbatures,* ou maladies anciennes de poitrine, par exemple ; mais sortez-les de la cavité thoracique, leur science sera insuffisante ; ils ne pourront pas déterminer si une lésion du foie, de l'estomac, de l'intestin, des reins, du cerveau, etc., etc., est antérieure à la vente et si elle a été la cause de la mort. Prenez-y garde, Messieurs, ne vous suicidez pas, alors surtout que votre détermination à mourir ne serait fondée que sur une grave erreur.

Si vous partagiez l'opinion de ceux qui tiendraient le langage que je viens de rappeler, il ne vous resterait qu'une décision à prendre, ce serait de déclarer hautement que les vétérinaires sont incapables, quant à présent, de remplir les fonctions d'expert dans quelque circonstance que ce soit, et d'avouer que nous méritons bien le sort si triste que nous subissons dans mille et mille occasions. Mais comme je suis convaincu que telle n'est pas votre pensée, faites donc en sorte que la mission d'expert qui nous est confiée devienne l'application sérieuse d'une science qui occupe déjà un rang très-élevé dans l'échelle des connaissances humaines.

Tant que la loi du 20 mai existera, tâchons, au moins, de nous entendre sur la manière de l'appliquer ou mieux de la faire appliquer. Si nous ne pouvons pas fournir toujours le moyen d'être équitable, s'il ne nous est pas permis de toujours suivre le bon chemin, suivons au moins toujours le même, afin d'éviter les contradictions qu'on nous reproche malheureusement avec quelque raison.

Dans l'application de la loi du 20 mai, je préférerais évidemment que les errements que je crois les meilleurs et que je vais exposer, fussent adoptés par vous, Messieurs, mais je me ferai un devoir de suivre ceux qui seront acceptés par la Société dont la majorité devra faire la règle. Les plaideurs nous béniront, soyez-en sûrs. Et vous verrez que, quoique les législateurs aient cru nous enlever toute influence dans les décisions des tribunaux, nous pourrons régler avec autorité, avec une autorité légitime, bien entendu, la marche à suivre pour la constatation de chacun des vices rédhibitoires de la loi du 20 mai. Vous savez que les limites de nos pouvoirs s'arrêtent au point de fait, et je serai le dernier à dépasser ces limites.

J'arrive enfin aux remarques que je désire faire sur chacun des cas rédhitoires inscrits dans la loi du 20 mai. Je les commenterai en suivant l'ordre dans lequel ils ont été placés dans la nomenclature.

VICES RÉDHIBITOIRES POUR LE CHEVAL, L'ANE ET LE MULET.

1° *La fluxion périodique des yeux*. Cette dénomination n'exprime pas bien le caractère de la série de lésions que, par convention on a appelées ainsi ; elle n'aurait pas dû être conservée en 1838. La dénomination d'*ophtalmie interne intermittente* était bien préférable. Elle indiquait de suite la nature, le siége précis et le caractère particulier à ce groupe de lésions dont les apparitions successives ne sont pas du tout périodiques, mais bien intermittentes. Les auteurs du projet de loi n'ont pas été plus sévères pour plusieurs autres dénominations des vices privilégiés.

Je ne m'arrêterai pas à la description de cette maladie ; description qui a été très-bien résumée dans le *Traité* des cas rédhibitoires de MM. Galisset et Mignon. Mes observations porteront sur un point capital qui est aujourd'hui en litige. Plusieurs vétérinaires admettent qu'un expert ne peut pas conclure à l'existence de la fluxion périodique des yeux s'il n'a pas été témoin de plusieurs accès successifs chez le même animal. D'autres, et je suis de ce nombre, disent qu'un seul accès bien caractérisé chez un animal qui ne présente aucun autre signe de certaines maladies générales dont l'ophthalmie interne est quelquefois un épiphénomène, suffit pour qu'on puisse dire qu'un animal est atteint de la fluxion périodique. M. Mignon, par exemple, partage cette opinion avec moi ; mais il veut que, dans le cas où il ne survient que des symptômes d'ophthalmie externe simple chez l'animal soumis à l'expertise, symptômes par lesquels débute ordinairement la série d'accès d'ophtalmie interne intermittente, le vétérinaire attende, pour se prononcer sur l'existence ou la non-existence de la fluxion périodique, qu'un nouvel accès apparaisse. Je n'approuve pas du tout cette dernière manière de procéder, parce qu'elle entraîne à des longueurs et, par suite, à des frais très-élevés. M. Mignon a d'autant plus tort de prescrire cette pratique qu'il dit lui-même, avec juste raison, que les accès sont d'autant plus éloignés que la maladie se manifeste avec des symptômes moins caractéristiques. Il vaut cent fois mieux, dans ce cas, que l'expert déclare que les signes particuliers à la fluxion périodique n'existant pas, l'animal n'est pas atteint de ce cas rédhibitoire. M. Mignon dit lui-même encore qu'il peut y avoir cinq mois d'intervalle entre les premiers accès, et il aurait pu dire plus, sans risquer de se tromper. Est-il raisonnable de laisser un animal en observation, en fourrière, pendant un aussi long temps; ne vaut-il pas mieux courir la chance de se tromper? Très-certainement, oui. Il y a évidemment moins d'inconvénient à remettre la conclusion d'un procès-verbal d'expertise dans le cas où des symptômes caractéristiques auraient été constatés une première fois, puisqu'il y aurait lieu de penser qu'un nouvel accès se ferait attendre beaucoup moins longtemps. Il n'y a qu'une circonstance dans laquelle l'expert doive suspendre son jugement, c'est lorsqu'il a à examiner un animal soupçonné de fluxion périodique, et que cet animal présente quelques vestiges de lésions qui appartiennent à la fluxion périodique, ou lorsque l'acheteur expose qu'il a été témoin d'un accès bien caractérisé. Encore ici est-il sage de se prononcer assez vite, afin d'éviter des frais de fourrière. Je propose qu'on ne diffère jamais plus d'un mois la conclusion d'un procès-verbal d'expertise.

L'opinion dont j'ai parlé en premier lieu, c'est-à-dire celle qui exige que l'expert ait été témoin de deux accès de fluxion périodique, pour qu'il puisse prononcer l'existence de ce cas rédhibitoire, présente de bien plus graves inconvénients, lorsqu'il s'agit d'un arbitrage confié par jugement d'un tribunal à un vétérinaire qui partage cette opinion et qui ne tient aucun compte d'une expertise préalable faite par un premier vétérinaire nommé expert par un juge de paix. Cet arbitre se trouve dans la nécessité d'attendre, non seulement un nouvel accès, mais deux accès successifs, celui constaté par l'expert ne devant compter pour rien selon lui. Calculez le temps nécessaire à l'édification de cet arbitre, et vous trouverez qu'il doit être très-long, au moins de plusieurs mois, quand les accès sont à courtes périodes, et, peut-être, d'une année et plus, lorsque les accès sont très-éloignés, éloignés de six mois, par exemple, ce qui n'est pas rare. Puis, ne peut-il pas arriver qu'en attendant un second accès, l'animal perde complétement le seul œil qu'il ait de passable, et l'arbitre, alors, de dire dans son rapport : je n'ai vu qu'un accès, il n'y a pas de périodicité, il n'y en aura même pas; le cheval est aveugle, voilà tout; il n'y a pas lieu à la rédhibition.

Si cet arbitre, dont je parlais tout à l'heure, qui ne prend en aucune considération les conclusions de l'expert, pense que la constatation d'un seul accès lui suffise pour déclarer que l'animal est atteint de fluxion périodique, il n'a qu'à attendre la venue de cet accès. De cette manière il abrégera de moitié le temps nécessaire à l'arbitre qui voudra voir deux accès; mais, s'il veut être sévère et conséquent avec les documents que fournit la science, il n'en devra pas moins encore attendre plusieurs mois, trois, quatre, cinq, six mois qu'exige très-souvent l'arrivée d'un nouvel accès. Si l'arbitre se prononce très-vite, au bout d'un mois, par exemple, et qu'il déclare, malgré la constatation du vice rédhibitoire par l'expert, que ce vice n'existe pas ; il se trompera presque toujours, parce qu'il y a tout lieu de croire que l'accès constaté et décrit par l'expert a réellement eu lieu. Il y a, du reste, un grave inconvénient pour la considération de la profession vétérinaire, à ne faire aucun cas d'un document qui émane d'un vétérinaire. Je reviendrai dans un instant sur cette question. Si, au contraire, l'arbitre regarde comme un fait acquis au procès l'existence de l'accès constaté par l'expert, et si cet arbitre croit que la constatation d'un seul accès suffise pour que l'existence de la fluxion périodique puisse être déclarée, il aura des éléments nécessaires à une prompte solution.

Je crois, du reste, d'une manière générale, que l'arbitre vétérinaire qui est appelé à donner son avis sur une contestation où il s'agit d'une action en rédhibition intentée pour cause d'un cas rédhibitoire de la loi du 20 mai, et lorsqu'un procès-verbal a déjà été dressé par un expert vétérinaire, cet arbitre doit se borner à examiner ce procès-verbal et dire s'il pèche ou non par la forme, si les conclusions sont bien en harmonie avec la description des symptômes ou celle des lésions. S'il n'en était pas ainsi, la loi du 20 mai pourrait presque toujours être éludée dans une de ses principales dispositions, qui veut que le vice rédhibitoire soit constaté par un expert nommé par le juge de paix.

J'ai, pour mon compte, été bien souvent nommé arbitre rapporteur dans des circonstances analogues à celles que je viens d'indiquer. J'ai toujours pris en grande considération le procès-verbal de l'expert, notamment dans les cas de fluxions périodiques, quand ce procès-verbal remplissait toutes les conditions exigées par la loi et par la science.

Il ne faut pas croire que je veuille ôter aux justiciables le droit de faire contrôler l'opinion d'un seul expert nommé d'abord par un juge de paix ; je pense que ce droit existe et qu'il est juste, du reste ; mais il doit être exercé autrement qu'en demandant le renvoi de la contestation devant un arbitre vétérinaire ; il me paraît nécessaire, toutes les fois que la discussion ne roule que sur l'existence ou la non-existence d'un cas rédhibitoire, de demander au tribunal qu'il veuille bien nommer deux autres experts qui, avec le premier, commis par le juge de paix, décideraient la question en litige. Il n'y aurait plus qu'à compter les voix ; tandis que lorsque l'arbitre se permet de contrôler, seul, l'opinion de son confrère, sa voix n'est plus égale à celle de l'expert, je l'ai déjà dit ailleurs ; elle la domine de manière à l'anéantir complètement, car il est reconnu que le tribunal admet presque toujours l'avis de l'arbitre sur l'existence ou la non-existence du vice rédhibitoire.

Ce que je viens de dire de l'arbitrage, à l'occasion de la fluxion périodique des yeux, s'applique à tous les arbitrages en général. Il y a même des
circonstances où la manière d'interpréter la mission d'arbitre peut donner
lieu à la constatation de cas rédhibitoires qui seraient du fait de l'acheteur.
Cela pourrait arriver, surtout quand l'arbitrage se fait longtemps après la
vente. J'aurai l'occasion de revenir sur ce point de médecine légale vétérinaire.

2° *L'épilepsie ou mal caduc.* Une grande partie des remarques que j'ai
faites à l'occasion de la fluxion périodique pourraient être rappelées ici. Il
n'y a probablement pas un de vous, messieurs, qui n'ait été nommé arbitre
rapporteur dans une affaire dont le dossier renfermait un procès-verbal
d'expert constatant que l'animal en litige était atteint d'épilepsie. Eh bien !
ne pensez-vous pas encore que si l'arbitre voulait constater de nouveau le
vice décrit dans l'acte de l'expert il n'y aurait pas mille et un inconvénients
dont l'un des principaux serait très-souvent une perte énorme d'argent
dépensé en fourrière. Ne pourrait-il pas arriver aussi que le vice lassant la
patience de l'arbitre en ne se manifestant pas par un accès, ce vice fût déclaré non exister chez l'animal en litige, alors même qu'il aurait été reconnu par l'expert. C'est surtout pour l'épilepsie et pour tous les vices à
accès que l'arbitre doit s'en rapporter au procès-verbal de l'expert. Il est
toujours bien entendu que c'est à la condition que ce procès-verbal remplisse toutes les conditions prescrites par la science. Quand ces conditions
n'existent pas, une nouvelle expertise doit être provoquée par l'arbitre qui
peut alors l'accepter seul, lorsqu'elle est ordonnée par le tribunal, parce
que la première est annulée comme irrégulière ou comme insuffisante. Pour
ne pas trop prolonger le procès dans le cas où le procès-verbal serait annulable, dans le cas, par exemple, où un expert aurait conclu à l'existence de
l'épilepsie après avoir décrit des symptômes qui ne caractérisent en aucune
manière cette maladie, je pense que l'arbitre devrait même se dispenser de
provoquer une nouvelle expertise, et dire que le vice rédhibitoire soupçonné n'existe pas.

3° *La morve.* Si, sous le rapport de l'existence ou de la non-existence de
cette maladie, chez un animal donné, il y a quelquefois dissidence entre
deux experts vétérinaires, ce n'est certainement pas la faute de la loi ; mais
en désignant nominativement cette maladie, elle provoque un peu cette
dissidence, qui n'est guère due qu'à quelques nuances dans les symptômes
observés par les deux experts. Un expert dit, par exemple : le cheval a un
catarrhe nasal insolite ; il ne jette que par une narine ; les ganglions sous-
linguaux du côté correspondant à cette narine sont, à la verité, un peu tu-

méfiés et bien limités ; mais ils ne sont pas adhérents aux tissus voisins ; le liquide mucoso-purulent est épais, pas très-homogène ; mais il ne s'arrête pas trop sur les bords des naseaux ; la membrane muqueuse nasale est épaissie, luisante, et a une nuance violacée occasionnée par l'engorgement des plexus veineux ; mais ces symptômes se rencontrent chez des animaux atteints de catharres chroniques ; donc le cheval n'est pas morveux ; il n'y a pas de cas rédhibitoire, quoique je sois bien convaincu que sa maladie est antérieure à le vente. L'autre expert, qui comme le premier a constaté que le cheval avait de la gaieté et de l'appétit, soutient que le cheval est *suspect de morve*, et qu'il a un cas rédhibitoire.

Je vais supposer un autre exemple : un expert constate sur un cheval les symptômes suivants : jettage abondant grumeleux, adhérent, d'une odeur infecte, par une seule narine ; paroi des sinus frontaux correspondante soulevée, matité de ces cavités ; carie des dents molaires, engorgement des ganglions lymphatiques ; il dit : tous ces accidents ont une longue date, mais ils ne constituent pas absolument le morve ; il ajoute même une savante dissertation sur les causes de ces symptômes. L'autre vétérinaire soutient encore que ce cheval est *suspect de morve*.

Pour les deux experts il y a évidemment des maladies anciennes graves, qui persisteront, qui, par conséquent diminuent considérablement la valeur de l'animal ; mais, pour l'un il n'y a pas de cas rédhibitoire, et, pour l'autre il y en a un.

Est-ce qu'avec l'art. 1641, la dissidence au point de vue de la rédhibition existerait ? Pas le moins du monde.

Je dois aussi signaler, à l'occasion de la morve, l'inconvénient dont je parlais tout à l'heure à l'égard de la façon dont les arbitres comprennent leur mission. Un procès s'engage relativement à un cheval qui présente les lésions et les symptômes suivants : jettage par la narine gauche d'un liquide abondant, mucoso-purulent, hétérogène, et par sa couleur et par sa composition, adhérant au naseau, membrane muqueuse épaissie, luisante, violacée, sinus veineux engagés, pustules, ulcères nombreux à fond grisâtre, à bords taillés à pic sur plusieurs points de la membrane de la cloison nasale et des ailes du nez ; ganglions lymphatiques sous-linguaux, formant une masse volumineuse, dure, mamelonnée, fixe ; respiration embarrassée du côté de la narine malade ; appétit ; gaieté ; embonpoint ; poil luisant.

Un expert nommé d'office constate dans un procès-verbal rédigé peu de jours après la vente, que ce cheval est atteint de la morve. Le procès dure longtemps, très-longtemps : enfin le tribunal renvoie l'affaire devant un arbitre qui juge convenable de s'assurer par lui-même si le cheval est bien morveux. Tous les symptômes ci-dessus décrits ont disparu ; il ne reste plus que de larges cicatrices à la membrane pituitaire. L'arbitre, dans son rapport au tribunal, dit, ce qui est exact, que le cheval ne présente pas les signes caractéristiques de la morve, et l'acheteur perd son procès qu'il aurait gagné si l'arbitre eût examiné le cheval le même jour que l'expert ou peu de temps après.

Si des énormités pareilles peuvent arriver avec une maladie comme la morve à l'état chronique, que ne peut-on attendre de quelques autres maladies beaucoup plus curables, quoiqu'ayant déjà une assez longue date pour qu'on puisse affirmer au moment de l'expertise, faite en temps utile, que ces maladies sont antérieures à la vente et qu'elle font perdre beaucoup de valeur aux animaux qui en sont atteints.

Le devoir de l'arbitre, dans le cas sus-indiqué, doit évidemment et uniquement consister dans l'examen du procès-verbal de l'expert, qui, seul, est apte à remplir le vœu de la loi, qui dit, que le vice sera constaté dans le plus bref délai.

4° *Le farcin*. Je n'ai rien à ajouter de plus pour cette maladie qui n'est qu'une forme de la morve ; seulement je ferai remarquer que les causes d'erreurs par suite d'un trop long temps écoulé entre l'expertise et l'arbitrage, doivent être plus nombreuses dans les cas de farcin que dans les cas de morve, parce que les symptômes du farcin disparaissent plus vite et plus souvent que ceux de la morve.

5° *Les maladies anciennes de poitrine ou vieilles courbatures*. Voilà un vice rédhibitoire bien défini pour une loi dont le principal mérite, dit-on, est la clarté. C'est pourtant une des parties de la loi qui donne le plus de sécurité à l'acheteur, précisément parce qu'il n'y a rien de bien précis, parce qu'il n'y a point de maladie spécialement dénommée. Elle protége à peu près le tiers de tout l'individu, cheval, âne ou mulet. Avec deux autres paragraphes semblables, on serait presque parvenu à envelopper le reste de l'animal d'une garantie équitable, et l'on n'aurait plus eu qu'un pas à faire pour arriver aux art. 1641 et 1647.

Mais il faut voir comment ce paragraphe est interprété. On prétend qu'il n'est applicable qu'après la mort des animaux, et que dans le cas où la mort a eu lieu dans les neuf jours de la vente ; aussi les personnes qui se croient intéressées à l'invoquer ne manquent pas de lui envoyer des victimes, surtout les personnes qui pensent encore que ces lésions si communes que l'on trouve à l'autopsie, comme de la sérosité épanchée, des fausses membranes ou omelettes, selon leur expression, sont l'indice de maladies anciennes.

Et pourquoi donc ne pas appliquer, s'il vous plaît, les termes si formels de la première portion du paragraphe, *maladies anciennes de poitrine,* à l'état de l'animal pendant la vie. La réponse a été faite ; on a dit : les vétérinaires ne sont pas assez instruits pour déterminer les maladies anciennes de poitrine pendant la vie de l'animal. Et cependant vous leur confiez le soin de constater l'âge de ces maladies après la mort ! Mais il y a là une erreur très-grave. Etudiez ce qui se passe tous les jours, et je suis convaincu que vous arriverez à ce résultat : que si tel vétérinaire n'est pas apte à distinguer, pendant la vie de l'animal, une maladie ancienne d'une maladie récente, ce même vétérinaire est incapable d'apprécier à l'inspection des tissus malades, quelle est la date des lésions, surtout quand ces lésions n'offrent pas des caractères très-tranchés pour tout le monde. Il est de remarque même, que les personnes étrangères à la médecine vétérinaire, et qui sont souvent en rapport avec les animaux, les marchands de chevaux, par exemple, ne se trompent guère quand ils viennent vous dire : mon cheval bat des flancs, notamment lorsqu'il a couru ; il tousse souvent ; il mange assez bien malgré cela, il a mauvais poil ; je crois qu'il a une vieille maladie de poitrine. Le vétérinaire, lui, avec ses connaissances spéciales, peut certainement l'affirmer tout aussi bien, et même plus sûrement qu'il ne peut le faire de certains vices qui ont eu le privilége d'être mis au nombre des cas rédhibitoires par la loi D'ailleurs la constatation des maladies anciennes de poitrine serait-elle difficile pendant la vie de l'animal, qu'il faudrait encore éviter ce contre-sens, à savoir : une maladie donnée n'est pas rédhibitoire tant que l'animal vit, mais elle le devient dès qu'il est mort.

Je viens de dire que, pour expliquer pourquoi on n'avait pas considéré la vieille courbature comme rédhibitoire pendant la vie de l'animal, on avait invoqué l'incapacité de la généralité des vétérinaires. Si cette raison était vraie, elle serait bien triste à entendre et à proclamer ; je ne comprends pas comment ceux qui y ont cru ou qui y croient encore, n'aient pas fulminé publiquement et par toutes les voies possibles contre un pareil état de choses ; comment ils n'ont pas flagellé cette ignorance impardonnable à l'époque à laquelle nous vivons, au moment où toutes les méthodes perfectionnées d'exploration, si en honneur chez les praticiens de toutes les professions, et notamment chez les médecins, sont d'un usage si répandu. Ne voit-on pas aujourd'hui le plus petit médecin de village utiliser la percussion et l'auscultation. Eh bien ! je soutiens que les vétérinaires praticiens peuvent tirer le même profit de ces deux moyens d'investigation et qu'en les réunissant à ceux qui sont admis à juste titre comme bons par tout le monde, on peut arriver aussi sûrement que cela est possible en médecine, à diagnostiquer une ancienne maladie de poitrine.

J'ai dit encore qu'à l'autopsie il était aussi difficile de bien déterminer l'âge d'une lésion des organes de la respiration de la poitrine, que de diagnostiquer chez l'animal vivant, une ancienne maladie de poitrine ; je le maintiens, et j'ajoute que j'ai vu commettre plus d'erreurs grossières à cette occasion que dans le cas où il s'agissait de déterminer une maladie de poitrine chez un animal vivant. L'anatomie pathologique est donc pour moi au moins aussi négligée, au moins aussi imparfaitement connue que les autres méthodes d'exploration.

J'ai vu prendre, par exemple, des tissus gangrénés, d'une nuance jaunâtre, d'une consistance ferme, d'une faible cohésion, contenant peu de liquide, etc. pour des tubercules ; des abcès tout récents pour des abcès anciens ou pour des tubercules ramollis ; des dépôts fibrineux et purulents concrets, erratiques, qui se forment en quelques jours dans le cas de morve ou de farcin aigus, pour des tubercules. J'ai vu surtout confondre des productions pseudo-membraneuses toutes récentes, qui pouvaient dater de quatre à huit jours, et moins, avec des fausses membranes anciennes, de plusieurs mois, disait-on. J'ai vu d'un autre côté, des indurations rouges, des splénisations de longue date, être prises pour des pneumonies récentes. Mais il n'est jamais venu dans ma pensée de faire rejaillir ces erreurs sur la généralité des vétérinaires. Je me disais seulement : les confrères qui se trompent ainsi, n'ont pas profité des leçons qu'on leur a faites. Je n'ai pas besoin d'engager les professeurs à insister sur ces points si intéressants et si utiles de la pathologie vétérinaire, parce que je suis convaincu qu'ils n'apportent aucune négligence à cet égard ; mais je me permettrai d'inviter les vétérinaires qui, après être sortis des Ecoles, deviennent indifférents à la science et, notamment, à cette partie de la science qui, depuis pas encore de très-longues années, en a constitué le progrès. Parmi ces progrès se trouvent les nouvelles connaissances en anatomie pathologique, de même que celles acquises par la percussion et l'auscultation.

L'anatomie pathologique, comme je viens de le prouver, est une branche de la pathologie très-importante à bien connaître, non pas seulement de ceux qui font profession de savants, mais bien des praticiens. Pour la bien connaître, et la connaître assez pour la rendre vraiment utile, fructueuse, il faut l'étudier avec tous les moyens possibles, à l'aide des méthodes vulgaires comme à l'aide des méthodes perfectionnées. Les agents chimiques comme les instruments physiques, les instruments d'optique notamment, doivent être mis à contribution, sans avoir l'intention de les utiliser, pour cela, de manière à préparer des mémoires dignes seulement d'être insérés dans le *Journal des savants,* mais bien dans le simple but d'une utilisation pratique. Ne voit-on pas constamment les médecins des hôpitaux et même les praticiens de ville, avoir à leur disposition quelques réactifs d'une application journalière et instantanée. Ne les voit-on pas avoir dans leur poche des stéthoscopes, des plessimètres, des instruments grossissants plus ou moins puissants. Toutes ces choses sont utiles, pratiquement parlant, croyez-le bien. Autrefois je pouvais lire sans lunettes, je distinguais aussi très-bien certaines lésions pathologiques sans ces instruments, aujourd'hui je serais privé de ces deux avantages, si les lunettes n'avaient pas été inventées.

Mais, même alors que j'avais de bons yeux, j'avais encore recours à des verres grossissants, à des loupes, pour distinguer nettement ce que je ne pouvais voir à l'œil nu, et tout cela en pratiquant la médecine vétérinaire. Enfin, quand je ne puis plus rien distinguer avec des loupes, je me sers d'un microscope qui peut multiplier jusqu'à 800 fois le diamètre des objets à examiner, alors que les loupes le triplaient ou le quadruplaient seulement, et j'affirme qu'à l'aide de ces moyens successifs, j'ai vu successivement de plus en plus clair, non-seulement pour ce qui concerne les infiniment petits, mais bien aussi les objets déjà d'un certain volume, des objets qui n'étaient plus élémentaires, mais bien réunis entre eux de manière à former des tissus dans lesquels je ne pouvais rien distinguer sans les auxiliaires dont je viens de parler ; cela me donnait une grande satisfaction d'une part, et m'aidait beaucoup comme homme de pratique d'une autre part.

J'ai aussi constaté et clairement vu très-souvent des lésions des plèvres et des poumons, entre autres, des lésions, des divisions fines des bronches, et je suis convaincu que pour arriver à distinguer celles-ci, je ne pouvais guère me dispenser de voir celles qui étaient plus grosses, plus apparentes. C'est pour cela, encore, que je considère les recherches microscopiques utiles aux praticiens ; car le jour où ils les feront, on sera certain qu'ils auront étudié avec soin et avec succès les lésions plus visibles dont la connaissance est regardée comme indispensable par tout le monde, et vous pourrez alors avoir confiance en eux pour juger si une maladie de poitrine est ancienne ou récente.

Ce sont des recherches microscopiques très-multipliées de cette nature et faites dans tous les organes de l'économie; ce sont des études de végétaux et d'animaux parasites; ce sont des examens nombreux de tissus cancéreux (et j'entends parler ici des diverses lésions qui méritent, selon moi, le nom générique de cancer), qui constituent tous les travaux microscopiques que M. Renault et M. Bouley désiraient connaître, comme ayant été faits par moi. Ce ne sont que des constatations de lésions déjà décrites par d'autres, ce ne sont pas des découvertes qui méritaient d'être publiées (ce ne sont que des applications pratiques usuelles d'un vétérinaire qui cherche à mettre à profit les connaissances acquises et utiles : que MM. Renault et Bouley en fassent autant, et ils proclameront bien vite l'utilité pratique du microscope.

Ce qu'il y a encore de très-bizarre dans l'interprétation de la loi, telle que je l'ai indiqué tout à l'heure, c'est qu'un symptôme qui, le plus ordinairement, est l'indice d'une lésion ancienne des viscères thoraciques, la *pousse* en un mot, a trouvé seule grâce devant la manière de voir dont je parlais il y a un instant. A la vérité la loi l'a voulu ainsi en dénommant les symptômes; mais, en oubliant les autres, elle n'en a pas moins été inique. Qu'ont fait souvent les experts pour remédier à cette iniquité? Ils ont indistinctement désigné sous le nom de *pousse* tous les troubles des mouvements respiratoires qui caractérisaient des lésions anciennes de poitrine, quoique le fameux soubresaut, le contre-temps, le contre-coup de la pousse, ne fût pas le phénomène le *plus saillant* des troubles des mouvements respiratoires.

Il est résulté de là, très-souvent, je l'ai déjà dit, des dissidences entre les vétérinaires qui étaient appelés à donner leur avis sur l'existence ou la non-existence d'un vice rédhibitoire d'un même cheval qui leur était présenté, alors que tous ces vétérinaires étaient d'accord sur l'existence d'une maladie ancienne de poitrine.

Presque toujours, et je ne crois pas me tromper en disant même toujours, la dissidence portait sur un simple dégré d'intensité d'un symptôme qui est regardé, je crois, par tout le monde comme le caractère de la pousse, à savoir : la division du mouvement expiratoire en deux temps; car je ne sache pas que, chez un cheval qui est atteint d'une maladie de poitrine ancienne, l'expiration soit régulière, normale, et notamment, qu'elle se fasse en un seul temps bien suivi, sans aucune interruption. Je me trompe, il existe des maladies anciennes thoraciques dans lesquelles j'ai vu, à certains moments, l'expiration se faire en un seul temps; c'est, par exemple, chez des animaux atteints d'hydropisie de poitrine, et que l'on venait de faire trotter ; la respiration devenant très-précipitée, haletante, l'expiration et l'inspiration très-courtes toutes les deux, se faisaient chacune en un seul temps; mais ici, la loi défendrait expressément de dire qu'il existe une maladie rédhibitoire, et cependant une maladie excessivement grave et ancienne existerait.

J'avoue qu'à défaut d'une description bien nette, bien portrait, si je puis m'exprimer ainsi, du symptôme de la pousse, que je n'ai trouvée nulle part, j'ai toujours considéré comme poussifs les chevaux dont l'expiration s'exécutait en deux temps principaux et qui ne présentaient aucun signe de lésion récente des organes de la respiration ou de la circulation.

Avant de quitter ce paragraphe des maladies anciennes de poitrine, je veux encore vous faire voir, messieurs, combien les termes de la loi, que l'on a dit si précis, sont vagues, quand ils devraient être si formels pour bien répondre au but de cette loi. Que signifient bien exactement ces mots : *maladies anciennes de poitrine?* Se rapportent-ils aux maladies de tous les organes contenus dans la cavité thoracique, ou seulement à celles des organes de la respiration? Des interprétateurs ont dit qu'il ne s'agissait que de ces dernières maladies et que, d'ailleurs, la seconde partie du paragraphe : *ou vieilles courbatures,* l'indiquait assez. J'avoue qne ce second membre du paragraphe, que l'on a trouvé si explicatif, ne me le paraît guère. Il me semble plutôt que c'est lui qui aurait pu être expliqué par le premier : *les maladies anciennes de poitrine*. Eh bien ! Messieurs, cette interprétation n'est encore qu'une iniquité. Je vous le demande, une lésion ancienne du cœur n'est-elle pas aussi grave qu'une pneumonie chronique. Je répéterai encore ici ce que je disais plus haut, pour le foie : je ne comprends pas qu'une loi ait séparé, par un espace infini, ce que le nature a si rapproché.

6° *L'immobilité*. Voilà encore un terme qui aurait eu besoin d'une explication, mais d'une explication un peu meilleure que celle qui forme la seconde partie du paragraphe que je viens d'examiner.

On n'est pas trop en désaccord sur la série des symptômes que l'on a comprise sous le nom d'immobilité ; cependant, il y aurait encore à dire à cet égard : ainsi il est admis généralement que les chevaux immobiles ne peuvent pas reculer. Je crois que c'est souvent une erreur. Je pense que l'on doit encore appeler immobiles les chevaux qui, avec tous les autres symptômes reconnus de l'immobilité, reculent et qui reculent quelquefois à outrance. Il arrive que quelques-uns de ces derniers chevaux se refusent à se porter en avant. Il y a des chevaux qui se refusent à reculer ou à avancer et qui ne conservent pas leurs membres antérieurs croisés, quand ces membres ont été placés dans cette position. Il y en a d'autres qui restent très-longtemps dans l'attitude où on les laisse après les avoir fait marcher, telle posture qu'ils aient eue au moment de l'arrêt, alors que ces chevaux avancent et reculent encore assez facilement. D'autres suspendent la mastication avant d'avoir fini de triturer la bouchée de fourrage qu'ils ont saisie ; tous ces chevaux, pour moi, sont immobiles, quand ils ne présentent pas de symptômes d'une maladie aiguë bien caractérisée, capable de produire une grande prostration, lorsqu'ils refusent d'obéir à l'homme, quand ce dernier se sert des moyens ordinaires pour les faire agir ; enfin, lorsqu'ils ont un facies d'hébété, les yeux fixes, et qu'ils ont, en général, la sensibilité émoussée.

L'immobilité est donc un groupe de symptômes très-variables.

Ces symptômes appartiennent-ils toujours à des maladies datant de plus de neuf jours ou environ, par exemple, c'est-à-dire datant de plus loin que la durée de la garantie légale ? Je ne le crois pas. Ils peuvent avoir une origine récente. Il y a une immobilité aiguë et une immobilité chronique, comme il y a un cornage aigu et un cornage chronique.

Un expert qui est appelé à constater l'état d'un cheval qui présente les symptômes les plus manifestes de l'immobilité seuls, alors même que cet expert a appris, par une voix étrangère, que le cheval a eu un accès de vertige quelques jours auparavant, doit-il déclarer dans son procès-verbal autre chose que ce qu'il a vu de ses propres yeux ? Evidemment non. Ne doit-il pas déclarer que le cheval est immobile? Sans doute oui. Un procès-verbal ne doit être que la narration pure et simple de ce que l'expert constate; et quand il a décrit ces symptômes, il n'a plus qu'à les résumer dans un mot ou dans une expression qui, quand elle se trouve dans le texte de la loi, rend le cas rédhibitoire. Si cette loi eût été plus explicite et qu'elle eût dit que l'immobilité chronique seule était rédhibitoire, elle aurait eu en cet endroit un peu de sens commun. Elle aurait permis au vétérinaire de pouvoir éclairer le tribunal par un procès-verbal très-circonstancié, très-explicatif; mais le vétérinaire aurait évidemment outrepassé sa mission d'expert, telle que la loi du 20 mai l'a entendue. Sous le régime de l'art. 1641, l'expert pouvant et devant même s'expliquer sur l'origine de la cause des symptômes, a la liberté de fournir au tribunal des documents capables de faire rendre justice.

Le défaut que je viens de signaler dans la loi a été mis en évidence, il n'y a pas très-longtemps, dans un procès dont la rélation a été publiée dans le numéro d'avril, du *Recueil* de 1855. Je désire rappeler quelques circonstances de ce procès qui a eu quelque retentissement :

Un cheval avait eu un accès de vertige, d'après le dire d'un vétérinaire qui lui avait donné des soins. Cet accès dura très-peu de temps. L'acheteur de ce cheval (c'était un marchand de chevaux de Paris) voyant que l'animal avait repris promptement son appétit, qu'il ne *poussait plus au mur,* mais qu'il présentait des signes très-évidents d'immobilité, adressa une requête au juge-de-paix de son arrondissement. Je fus nommé pour faire l'examen de l'animal. Je constatai les symptômes les plus caractéristiques de l'immobilité, et point d'autres; de plus, le cheval mangeait bien, seulement il cessait de mâcher de temps en temps, et gardait du fourrage entre ses dents; sa tête était le plus souvent éloignée de la mangeoire; c'est dans sa litière qu'il prenait la paille que je lui voyais manger. Procès-verbal de cet état fut dressé. Quelle devait être la conclusion de ce procès-verbal, la loi à la main, je vous le demande? Je pense que quiconque voudra être logique repondra : l'existence de l'immobilité. Je ne connais pas d'autre terme en médecine vétérinaire et dans la loi du 20 mai qui puisse résumer l'état dans lequel j'ai trouvé ce cheval, lequel cheval ne présentait plus aucun signe de vertige. Tout le monde n'a pas été de cet avis; l'arbitre par-devant qui le procès a été renvoyé a dit que les symptômes que j'avais décrits *simulaient* seulement l'immobilité et qu'ils n'étaient que le résultat de l'accès de vertige que je n'avais pas vu, mais que l'on m'avait dit avoir eu lieu.

Sept jours après ma première expertise, le cheval eut, me dit-on, un nouvel accès de vertige qui survint tout à coup et auquel il succomba. Je ne fus témoin que de l'agonie de l'animal qui se débattait sur la litière lorsque j'arrivai près de lui. Je fis l'autopsie du cheval. Je constatai les lésions que

je rencontrai, comme j'avais constaté d'abord les symptômes qui caractérisent l'immobilité. Je trouvai des lésions récentes de l'appareil cérébro-
spinal, ce qui était probable, puisque le cheval venait d'avoir un accès de
vertige.

Mes procès-verbaux, pour les renseignements et pour les détails qu'ils
contenaient, permirent à l'arbitre de dire que l'animal avait succombé à
une maladie aiguë. Il eut raison au point de vue de la science, mais il eut
tort de dire que le cheval n'avait pas été immobile parce qu'il avait eu un
accès de vertige avant l'époque à laquelle j'avais fait ma première expertise
et parce qu'il avait succombé à un second accès. Rien n'est plus ordinaire
de voir l'immobilité succéder au vertige ou le précéder. Je dirai ici en passant que les symptômes de l'immobilité eux-mêmes peuvent être intermittents.

Voyez donc ce qui serait arrivé avec la loi du 20 mai, si le cheval ne fût
pas mort et qu'il fût resté immobile, comme cela aurait très-probablement
eu lieu. L'arbitre, suivant les errements généralement admis, aurait infailli-
ment demandé à visiter le cheval ; il l'aurait trouvé immobile, et il aurait
fait condamner le vendeur. Ainsi, avec cette loi, appliquée selon son texte
bien entendu, les mêmes symptômes auraient, dans un cas, constitué l'immobilité, et, dans un autre, non.

Avec l'art. 1641, bien exécuté, il aurait été très-facile de faire rendre justice sans torturer ni les mots ni les choses, sans chercher à enlever son
nom à une série de symptômes appelés par tout le monde *immobilité*. On
aurait dit : le cheval a été atteint de l'immobilité, mais ce signe ayant suc-
cédé immédiatement à un accès de vertige qui a eu lieu chez l'acheteur, a pu
très-bien avoir apparu pour la première fois après la vente. Donc la demande en résiliation du marché n'est pas recevable ; donc le cheval n'a pas
de cas rédhibitoire.

On aurait agi comme M. Renault l'a judicieusement et équitablement fait,
il n'y a pas très-longtemps, à l'occasion d'un cheval qui, à la suite d'une
pleuro-pneumonie aiguë, constatée chez l'acheteur, présenta les signes les
plus caractéristiques de la pousse. Il a dit : la pousse que je vois a pu être le
résultat de la pleuro-pneumonie aiguë ; il n'est pas juste que le vendeur en
soit responsable. Mais n'est-ce pas encore en passant à côté du texte de la
loi, que M. Renault a pu arriver à ses fins. La loi lui disait : j'ai au nombre
de mes cas rédhibitoires la *pousse*; vous êtes appelé à constater si le cheval
qui vous est présenté est poussif ou non. M. Renault ne voulut pas se borner à répondre par oui ou par non, ainsi que le demande la loi, ainsi qu'il
l'avait fait jusqu'alors, et cela pendant une vingtaine d'années ; il eut raison.

Pour la première fois, et encore après beaucoup d'hésitation, car il exa-
mina le cheval à plusieurs reprises et à d'assez longs intervalles (il était ce-

pendant poussif à l'excès), il fut de l'avis de ceux qui pensaient que jamais on ne devait déclarer atteint d'un vice rédhibitoire un cheval ayant une maladie aiguë des organes thoraciques au moment de l'expertise faite selon le vœu de la loi, c'est-à-dire dans le plus bref délai, alors même que ce cheval avait le contre-coup de la pousse d'une manière manifeste, soit à l'instant de la première expertise, soit après la disparition des symptômes d'acuité. J'étais de cette opinion depuis bien longtemps. M. Renault disait autrefois avec beaucoup d'autres : « Voilà un cheval qui a une maladie aiguë des organes de la respiration ; on le soupçonne atteint de la *pousse;* attendons que les signes d'acuité soient passés, et nous verrons après s'il est poussif ou non. » Le cheval, après le temps d'acuité écoulé, n'importe quel était ce temps, présentait-il le soubresaut de la *pousse*, il était *condamné*, comme on le dit. Que d'iniquités ont été commises en procédant de cette manière !

Avec l'art. 1611, M. Renault aurait, *dans tous les temps*, examiné, avec tous les soins dont il est capable, l'animal qui lui aurait été soumis, et s'il eût reconnu le symptôme pathognomonique de la *pousse*, l'expiration entrecoupée par un contre-temps coïncidant avec des signes de lésions aiguës, il n'aurait pas dit : le cheval *n'est pas poussif*, la loi ne l'astreignant pas à ce langage illogique ; il se serait borné à déclarer que l'animal était atteint d'une maladie aiguë qui a pu être du fait de l'acheteur et qui, par conséquent, doit lui être attribuée.

M. Renault, en savant pathologiste, aurait ensuite dit : «Je n'attendrai pas plus longtemps pour clore mon procès-verbal, parce que si, après les signes d'acuité passés, le symptôme de la pousse persiste, ce symptôme pourra appartenir à des lésions qui n'ont été que les suites de la maladie aiguë que j'ai constatée d'abord. »

Je suppose que M. Renault persiste à soutenir l'excellence de la nomenclature des cas rédhibitoires, ce qui me surprendrait beaucoup de la part d'un esprit d'ordinaire si logique, il serait au moins dans l'obligation de demander un petit replâtrage pour la nomenclature existante et de faire ajouter le mot *chronique* à la suite du mot *pousse*, comme on l'a fait au mot *cornage* lors de la rédaction première de la loi ; car, ou le mot qualificatif *chronique* était inutile après le mot cornage, ou il était indispensable après les mots *immobilité* et *pousse*.

Les remarques que je viens de vous soumettre, Messieurs, à l'égard de l'immobilité, abrégeront beaucoup ce que j'avais à vous dire à l'occasion de la pousse et du cornage chronique ; je ne répéterai rien de ce qui est applicable à ces deux cas rédhibitoires de la loi du 20 mai.

7° La *pousse*. Quoique cette expression soit réputée, pour beaucoup de personnes, comme la plus claire et la plus significative du monde, elle ne m'a pas semblé telle. Je crois déjà l'avoir prouvé en signalant les nombreuses dissidences entre les vétérinaires, et dont nous sommes témoins tous les jours. Ces dissidences se retrouvent dans les livres de ceux qui ont écrit sur ce symptôme. Dans un article que j'ai publié dans la *Clinique vétérinaire*, année 1845, p. 189, j'ai cherché à réunir de nombreuses preuves de ce que je viens d'avancer. Je viens de relire cet article ; j'y ai trouvé une réponse de M. Henry Bouley à cette question que je posais : « Quels sont les symptômes qui doivent autoriser un expert vétérinaire à déclarer qu'un cheval est atteint de la pousse ? » Ce n'est pas la première fois que je faisais cette question, que j'ai cherché à résoudre comme tant d'autres questions rélatives à la loi du 20 mai. Cette dernière circonstance fait que j'ai été assez surpris, je le redis, lorsque M. Renault m'a accusé de faire sans cesse des reproches à la loi sans formuler ces reproches. J'ai si fréquemment répété les mêmes arguments que je me serais plutôt attendu à une accusation contraire.

Je disais donc que le mot *pousse* ne signifiait pas la même chose pour tous les vétérinaires ; j'ai cité, parmi les écrivains, M. H. Bouley ; comparez à sa définitions celles de MM. Vatel, d'Hurtrel d'Hrboval, de Lacoste, de Chabert, de Solleysel et de tant d'autres ; vous verrez comme ils s'entendent. Les uns, par exemple, placent le fameux contre-coup, le soubresaut, dans l'inspiration, d'autres dans l'expiration, etc., etc.

C'est dans l'article dont je viens de parler, qui avait d'abord été lu à la *Société de médecin vétérinaire et comparée du département de la Seine*, que je conviais mes collègues à s'entendre sur la valeur du mot *pousse,* dans le but d'amoindrir le plus possible le mauvais effet des dissidences dont j'ai parlé. Je disais : proposons une définition ; fonctionnons à la manière d'une société centrale, qui serait si utile dans une pareille circonstance ; puis nous chercherons à faire accepter cette définition par toutes les sociétés vétérinaires de France. Ce résultat obtenu, ce sera au moins un remède à un grand mal. C'est avec les mêmes intentions que j'avais dit, en proposant un congrès vétérinaire général que, dans ce congrès, on pourrait, avec fruit, poser les limites et tracer les caractères des symptômes que quelques dénominations bizarres, insérées dans la loi du 20 mai, ont voulu indiquer comme cas rédhibitoires ; que l'on pourrait, à la manière d'une cour de cassation, interpréter plusieurs articles fort peu clairs de cette loi. Je pensais que ces interprétations, admises par une pareille autorité, en servant de règles, d'arrêts, si je puis dire, auraient singulièrement amoindri les dissidences journalières. Est-ce à dire pour cela que, comme l'a prétendu tout récemment un jeune critique, j'ai eu l'intention de faire dicter des lois à la conscience de qui que ce soit ? Est-ce qu'un arrêt interprétatif de la cour de cassation oblige tous les juges à avoir la même opinion sur un point de droit donné ? Ce n'est qu'un guide très-utile qui fait que la jurisprudence, sur ce point de droit, se généralise et devient presqu'uniforme.

Voilà ce que je voudrais qui fût fait, pour la question de la pousse notamment, afin de débrouiller un peu ce chaos dans lequel tant de vétérinaires perdent leur réputation à tort ou à raison. Et, malgré les réflexions de M. Sanson, je viens encore aujourd'hui proposer à la Société centrale de formuler d'une manière nette le signe maladif qui constitue la pousse. Du reste, ce n'est qu'une simple réparation à faire à un vieil édifice que je vous demande. Il vaudrait certainement mieux démolir les ruines et construire quelque chose de neuf; mais la loi du 20 mai y met encore son *veto*. Espérons mieux; espérons que, à un moment prochain, une loi nous permettra de ne plus nous servir d'un mot dont le langage médical peut très-bien se passer pour décrire un état morbide tel que, par son ancienneté et par sa gravité, il autorise l'expert à faire comprendre aux juges qu'il doit entraîner la rédhibition. Ce jour là seulement la science pourra parler.

8° Le *cornage chronique*. Cette expression est, sans contredit une des plus judicieuses et des plus significatives, parmi celles que l'on trouve dans la nomenclature de la loi du 20 mai. Il semblait qu'aucune dissidence ne pouvait arriver entre des vétérinaires appelés pour se prononcer sur l'existence ou la non-existence de ce vice rédhibitoire; pas du tout, à chaque instant on entend dire : un tel a *condamné* un cheval atteint du cornage chronique et monsieur un tel ne l'a pas condamné.

Je pense que toute dissidence serait facile à éviter si l'on convenait une bonne fois, et ce serait rester dans l'esprit et dans la lettre de la loi, que tout bruit anormal dû au passage de l'air dans les voies respiratoires, en l'absence de lésions aiguës des organes de la respiration, constitue le cornage chronique. Cette opinion existait déjà, avant la loi du 20 mai, chez les vétérinaires qui regardaient comme vice rédhibitoire le cornage, le sifflage ou hallay. Ces trois mots avaient infailliblement rapport à des nuances différentes d'un bruit anormal produit par la collision de l'air contre les parois des voies respiratoires. Je crois qu'une sanction de la Société, à cette dernière opinion, serait un résultat avantageux et qui éviterait bien des divergences toujours nuisibles à la famille vétérinaire en général.

Pour ce qui regarde la manière de procéder à l'expertise d'un animal soupçonné atteint de cornage chronique, les vétérinaires ne s'entendent pas non plus. Les uns disent que lorsqu'un cheval corne et qu'il est en même temps affecté d'une maladie aiguë des organes de la respiration, il faut suspendre son jugement et attendre la disparition de la maladie aiguë; d'autres pensent, et je suis de ce nombre, que, dans ce cas, il y a lieu de se prononcer immédiatement et de déclarer que le cornage existant ne peut pas être qualifié de cornage chronique. En effet, si, après la disparition de la maladie aiguë, le cornage persiste', on vient vous dire que le cornage est alors chronique ; vous êtes en droit de répondre que le cornage a pu être la conséquence de la maladie récente, ainsi que l'a fort bien dit M. H. Bouley dans la consultation dont j'ai déjà parlé. Ce raisonnement'devrait devenir un principe applicable à tous les cas rédhibitoires auxquels il peut s'adapter, comme la pousse, l'immobilité, la boiterie intermittente. Je ne parle pas des vieilles courbatures, puisque les principaux interprétateurs de la loi, ceux qui en sont presque les parrains, disent que la vieille courbature ne doit pas être constatée chez l'animal vivant. Mais si un jour ils venaient à des idées plus rationnelles, comme ils sont venus, après vingt ans de résistance, à ne plus déclarer atteint d'un vice rédhibitoire un cheval poussif qui sortait d'avoir une pleuro-pneumonie aiguë ; s'ils admettaient la vieille courbature chez un animal vivant, je leur dirais de se comporter pour cette maladie comme ils viennent de le faire pour la pousse. Ce ne serait qu'en cas de mort de l'aminal qu'il pourrait y avoir des exceptions, et ces exceptions devraient être bien plus rares qu'on ne pense, car l'expérience a démontré que beaucoup de lésions aiguës des plèvres et des poumons prenaient bien vite certains caractères regardés comme des indices d'ancienneté par un très-grand nombre de vététérinaires. Si j'en excepte les abcès enkystés, soit dans des productions pseudo-membraneuses, soit dans les poumons et leurs dépendances (les ganglions lymphatiques, par exemple), les tubercules réunis en grand nombre, les cavernes tuberculeuses, les indurations grises ou blanches très-étendues, les autres lésions qui présentent réellement des caractères appartenant à des lésions d'une ancienne date, comme une organisation bien manifeste des tissus pseudo-membraneux, par exemple, les autres lésions, dis-je, peuvent se constituer de toutes pièces dans un court espace de temps, quinze jours, trois semaines et souvent moins. C'est pour cela que quelques vétérinaires avaient sans doute pris au mot l'art. 7 de la loi du 20 mai : « Si, pendant la durée des délais fixés par l'art. 7, l'animal vient à périr, etc., etc. » Cet article, interprété selon la lettre, évitait certainement bien des erreurs, mais il ne les évitait pas toutes dans le cas où l'on remettait à plus tard le soin de se prononcer sur l'existence d'un vice rédhibitoire chez un animal atteint d'une pleuro-pneumonie aiguë, car au bout de neuf jours il a déjà des fausses membranes fibreuses et par conséquent organisées. Il a fallu toute l'habileté et la perspicacité, peut-être un peu tardive, de M. Renault pour interpréter l'art. 7 autrement que ne l'avaient fait les vétérinaires dont je viens de parler, parmi lesquels se trouvait le très-regrettable M. Bouley jeune, qui, cependant, comme M. Renault, était membre de la commission du projet de loi. M. Renault, dans cette circonstance, a brisé les chaînes de la loi, il est devenu vétérinaire pensant, il a jugé, le livre de la science à la main ; il a voulu user de sa raison en faveur de l'équité ; mais il a dépassé les limites tracées par la loi, sans en mettre d'autres à la place, et, d'ailleurs, il n'avait pas ce droit. Cependant, comme il avait fait un premier pas au-delà des neuf jours de la loi, il aurait dû dire là où il fallait s'arrêter, lui qui tient tant aux règles bien jallonnées et très-restreintes, pour la nomenclature des cas rédhibitoires s'entend. Pense-t-il qu'un mois, que deux mois et plus, après la vente d'un cheval, à l'occasion duquel on s'est mis en demeure en temps utile, on puisse appliquer l'art. 7 en cas de mort de l'animal au moment où ce temps est écoulé ?

Je sais bien que ce que je viens de dire en dernier lieu s'applique surtout à l'art. 7 ; mais comme tous les défauts de la loi s'enchaînent, il y aurait presque lieu à répéter à chaque article ce qu'il y a à dire sur presque tous les autres.

9° *Le tic sans usure des dents*. La critique de ce paragraphe se trouve tout entière dans le rapport qui a été inséré dernièrement dans le *Recueil de médecine vétérinaire*, mois de février 1855, p. 92. M. Renault, qui est l'auteur de ce rapport, n'a pu détruire, par de savantes explications, l'impression produite sur le tribunal par la lecture du paragraphe de la loi du 20 mai. Le tribunal a jugé contrairement aux conclusions de M. Renault, que *l'habitude de manger la terre* constituait le *tic sans usure des dents*. M. Renault, au lieu de s'en prendre au tribunal, comme il l'a fait dans des réflexions qui suivent le jugement, aurait dû purement et simplement blâmer la loi qui, par son laconisme et les expressions ambiguës qui la composent, autorisent des interprétations diverses et occasionnent, par suite, de nombreux procès. Du reste, dans l'espèce, je félicite notre confrère M. Tierry, commis-expert dans l'affaire renvoyée à M. Renault, d'avoir profité de ce laconisme de la loi et de l'avoir fait tourner au profit de l'équité. Evidemment sa conclusion aurait été la même s'il l'avait rédigée sous l'empire de l'art. 1641 ; car le défaut de manger la terre est caché dans certains moments, et il déprécie très-sensiblement la valeur de l'animal qui en est atteint.

Ce n'était pas la première fois que le paragraphe en question avait été la source de dissidences entre vétérinaires. Le terme générique *tic* exprime, pour beaucoup de personnes, une habitude vicieuse caractérisée par des symptômes divers que nous connaissons tous et que je n'ai pas besoin de rappeler. Il est bien probable que le législateur n'a eu en vue que le tic avec éructation ou du moins avec un bruit se passant dans la bouche, car il y a plusieurs nuances dans les bruits que font entendre les chevaux tiqueurs ; mais rien ne l'indique dans le texte de la loi, rien n'y est précis. Le rapporteur de cette loi à la chambre des députés regardait cependant la précision comme la condition la plus essentielle de la règle à établir. Il y a donc encore quelque chose à changer dans l'énonciation en apparence si nette : « le tic sans usure des dents. »

10° *Les hernies inguinales intermittentes.*

11° *La boiterie intermittente pour cause de vieux mal.*

Ces deux paragraphes sont tout à fait dans l'esprit de l'art. 1641 ; aussi ils n'ont jamais donné lieu à des remarques critiques.

Pour l'espèce bovine.

12° La *phthisie pulmonaire ou pommelière.* La phthisie pulmonaire, laquelle ? Mais me répondra-t-on de suite : c'est celle qu'on appelle pommelière, la loi le dit assez. Je trouve qu'il y avait bien d'autres expressions plus significatives et plus scientifiques pour spécifier la phthisie que l'on voulait rendre cas rédhibitoire.

Quelle bizarrerie de la part des interprétateurs ! Les voilà qui admettent que la pommelière peut être constatée pendant la vie de l'animal, et ils prétendent qu'il n'en peut être ainsi pour les anciennes maladies de poitrine du cheval.

En parlant de vieilles courbatures, pourquoi n'a-t-on donc pas établi la même règle pour le bœuf que pour le cheval ? Le bœuf est cependant sujet à toutes les lésions pleuro-pulmonaires que l'on observe chez le cheval. Je vous prie, Messieurs, d'ajouter cette singulière distinction, qui n'est que de l'iniquité, à toutes les autres que je vous ai signalées et qui ont dû vous paraître bien étranges.

Je ferai remarquer ici en passant que la loi du 20 mai a complétement déshérité le commerce de la garantie qui serait si légitimement due pour cause de la péripneumonie épizootique dont la marche est assez bien connue aujourd'hui pour que le vétérinaire puisse dire quels sont les cas où elle devrait entraîner la rédhibition, et ceux où elle ne le devrait pas. Pour me conformer au langage de la loi, j'aurais proposé de mettre au nombre des cas rédhibitoires du bœuf la péripneumonie chronique. Je n'aurais pas pour cela attaché à la qualification *chronique* l'idée d'une longue durée, mais bien d'une durée certainement plus longue que celle de la garantie légale. C'est une lacune très-préjudiciable au commerce qui n'aurait pas existé avec l'art. 1641.

13° *L'épilepsie ou mal caduc.* Je n'ai rien à ajouter à ce que j'ai dit de l'épilepsie du cheval.

14° *Les suites de la non-délivrance*   } *après le part chez*
15° *Le renversement du vagin et de l'utérus* } *le vendeur.*

Je renvoie, pour prouver les vices de la rédaction de ce paragraphe, aux mille et une discussions qui se trouvent inscrites dans tous les écrits périodiques ou autres, et notamment à l'article du mois d'août 1856 du *Journal de l'Ecole de Lyon.*

Je ferai cependant remarquer à l'occasion de ce paragraphe qu'il est assez singulier que les deux cas rédhibitoires, dont il est question pour la vache, n'aient pas été admis pour la jument. Est-ce parce qu'ils sont plus rares ? Le motif me paraît digne de tous ceux que l'on a donnés pour justifier beaucoup d'autres exceptions consacrées par la loi du 20 mai.

Puis je signalerai encore quelques circonstances qui, même dans l'esprit des auteurs de la loi, auraient bien dû être prises en considération. *Les suites de la non-délivrance,* dit la loi, sont des causes de rédhibition ; pourquoi ne pas avoir admis, d'une manière générale, les suites fâcheuses du part, ou tout au moins les suites fâcheuses de la délivrance ; car il doit arriver fréquemment des accidents graves et même mortels comme conséquences de manipulation malhabiles exécutées pour le part ou pour la délivrance. J'ai été témoin, tout récemment, d'un fait qui motive ces remarques. Un nourisseur de Paris a acheté une vache fraîche vêlée le 29 juillet 1856. Dès le lendemain de l'acquisition la vache refusa de manger, éprouva des coliques ; du liquide muqueux, sanguinolent s'écoula par la vulve. La vache succomba le 26 août, après vingt-huit jours d'abstinence complète, à cela près de quelques boissons émollientes et farineuses qu'on administra avec contrainte. L'animal avait succombé à une triple déchirure de l'utérus et aux conséquences de ces lésions qui ont été infailliblement produites par des manœuvres maladroites faites pour extraire le délivre, et qui étaient nécessairement du fait du vendeur.

Pour l'espèce ovine.

16° La clavelée, etc.

16° Le sang de rate, etc.

C'est bien, mais pourquoi donc pas aussi la cachexie, l'anhémie, le piétin, le tournis ? Ne serait-ce pas très-équitable ?

Cela me fournit l'occasion de revenir sur une omission que je viens de faire en parlant des maladies du bœuf, que la loi du 20 mai aurait dû mettre au nombre des cas rédhibitoires ; j'aurais évidemment dû ajouter la tournis du bœuf.

Pour combler la mesure, la loi a négligé de compter la ladrerie du porc au nombre des cas rédhibitoires.

Et pourquoi donc aussi avoir oublié certaines maladies du chien qui, dans des cas, sont cause de pertes d'argent fort importantes.

Je finirai par une autre remarque. Rien ne justifie suffisamment, selon moi, pourquoi le commerce de certaines espèces d'animaux domestiques a été protégé au détriment de celui des autres espèces, alors même qu'on ne peut pas toujours invoquer l'importance de la valeur de la marchandise. Je suis d'autant plus fondé à faire remarquer que la principale différence qui existait dans le commerce entre le cheval et le bœuf peut très-bien disparaître en partie si les efforts de M. Renault sont couronnés de succès. Vous savez tous, Messieurs, que M. Renault pense que la viande de cheval peut être mangée par l'homme avec profit pour l'humanité.

Réfléchissez bien, Messieurs, à toutes les objections que je viens de faire, et je ne doute pas que vous vous joindrez à moi pour réclamer l'abolition de la loi du 20 mai 1838, et son remplacement par une autre loi basée sur les principes d'équité des art. 1641 et 1647 du Code Napoléon.

Je ne dirai rien des autres articles de la loi. Un seul, c'est l'art. 7, aurait pu donner lieu à beaucoup d'objections sur la manière dont il a été interprété par M. Renault ; mais j'ai déjà eu occasion de présenter ces objections tout à l'heure.

Je ne veux pas cependant terminer ces remarques sans comparer la législation sur la garantie des vices et des maladies dans le commerce des animaux vivants, législation qui est écrite dans la loi du 20 mai 1838, avec celle qui régit le commerce des animaux de boucherie. Ici c'est l'art. 1617 du Code Napoléon qui fait loi : « Si la chose qui avait des vices a péri par suite « de sa mauvaise qualité, la perte est pour le vendeur qui sera tenu envers « l'acheteur à la restitution du prix et autres dédommagements expliqués dans « les deux articles précédents. »

« Mais la perte arrivée par cas fortuit sera pour le compte de l'acheteur. »

Je ne vous rappelerai pas, Messieurs, ce que vous savez tous : c'est le règlement exceptionnel qui régit la vente des bœufs à Sceaux et à Poissy pour la boucherie de Paris, règlement qui a un aussi grand besoin d'être annulé que la loi du 20 mai 1838.

Mais, en dehors de ce règlement, c'est le droit commun qui est appliqué aux animaux de boucherie des autres contrées de l'Empire.

L'art. 1647 veut qu'en cas de contestation à la mort d'un animal de boucherie, l'on trouve des experts assez savants pour reconnaître si l'animal a péri par suite de sa mauvaise qualité, c'est-à-dire par suite d'une maladie donnée, du fait du vendeur, peu importe le siége et la nature de cette maladie. Ici il n'y a plus à considérer si le siége du mal est en avant ou en arrière du diaphragme, ou mieux en avant ou en arrière de la plèvre diaphragmatique, d'une membrane pellucide si mince, dont l'épaisseur peut cependant être comptée dans la balance de la justice pour une valeur quelquefois considérable, pour 100,000 fr. par exemple, car il y a des chevaux de ce prix. Je me consolerais difficilement de perdre un procès pour cause d'un abcès placé immédiatement en avant du diaphragme quand je l'aurais gagné s'il eût eu son siège immédiatement en arrière de cet organe. Ce n'est pas assez de dire dans des circonstances analogues qu'on a été à deux doigts de la perte, selon la locution habituelle, mais bien à moins d'un millimètre, dans quelques circonstances.

Dans les procès dont je parle on nomme, comme d'ordinaire, des experts sans faire une enquête dans le but de savoir si ces experts ont des connaissances transcendantes. Des procès-verbaux sont rédigés, et l'on juge aussi équitablement que si le vétérinaire n'eût dû examiner qu'une région du corps de l'animal en litige, comme la poitrine par exemple, cette partie privilégiée de la loi de 1838.

Il n'y avait donc vraiment pas lieu de créer l'art. 7 de la loi du 20 mai, tel qu'il l'a été. Il fallait simplement dire qu'en cas de mort on appliquerait l'art. 1647 du Code Napoléon.

Ma conclusion finale, Messieurs, c'est que la loi du 20 mai 1838 doit être révisée et modifiée, ou mieux abrogée, pour être remplacée par les règles du droit commun qui sont si bien et si catégoriquement formulées par les articles du Code Napoléon, depuis l'art. 1641 jusqu'à l'art. 1647 inclusivement. La seule modification à introduire à cet égard dans le code est relative à l'art. 1648, qui devrait prescrire une durée de garantie uniforme pour tout l'Empire français.

PARIS. — Typographie de EUGÈNE PENAUD, 10, rue du Faubourg-Montmartre.

www.ingramcontent.com/pod-product-compliance
Lightning Source LLC
LaVergne TN
LVHW050647060726
842527LV00004B/1524